DES

EAUX MINÉRALES ET SULFUREUSES

DE CAUTERETS

ROCHEFORT. — Imprimerie Triaud et Guy, rue des Fonderies, 72.

DES

EAUX MINÉRALES SULFUREUSES

DE

CAUTERETS

(HAUTES-PYRÉNÉES)

PAR

LE DOCTEUR J.-C. MOINET

MÉDECIN CONSULTANT AUX EAUX DE CAUTERETS

Ancien médecin-major de la marine,
Membre titulaire de la Société d'Anthropologie de Paris,
De la Société de Climatologie d'Alger, de la Société médicale de Rochefort,
De l'Association médicale de Cauterets, etc.,
Chevalier de la Légion d'honneur,

ET PAR LE DOCTEUR J. GOUËT

Ancien médecin consultant à Cauterets,
Ancien médecin-principal de la marine,
Membre correspondant de la Société d'Hydrologie médicale de Paris,
Chevalier de la Légion d'honneur.

PARIS

G. MASSON, ÉDITEUR

Libraire de l'Académie de médecine, 17, Place de l'Ecole de médecine.

1872

INTRODUCTION

Le but que nous nous sommes proposé, en composant ce livre, est de rappeler à nos confrères l'étendue, l'importance et la variété des richesses thermales de Cauterets, d'apprendre à leurs malades les nombreuses ressources que cette magnifique résidence possède, tant pour leur guérison que pour leur agrément.

On chercherait vainement, en effet, dans toute la chaîne des Pyrénées, une localité plus agréablement située, plus richement dotée. On peut dire, sans crainte d'être démenti, que, par une faveur toute particulière, la nature a réuni sur ce point, et cela avec une abondance, une profusion merveilleuse, les sources les mieux appropriées à un grand nombre d'affections, et, chose non moins digne de considération, c'est que cette admirable réunion a lieu dans le site le plus pittoresque peut-être de ces montagnes. L'art, intervenant à propos et à tous les degrés, y a élevé des palais, tout en conservant de simples habitations pour satisfaire à toutes les exigences du luxe et de l'opulence, sans nuire aux besoins plus modestes et non moins réels. De là, la vogue soutenue de cette station privilégiée ; de là, ce concours toujours croissant de malades, de touristes, de visiteurs de toutes sortes, de toutes nationalités, qui viennent tous les ans demander à Cauterets les bienfaits de ses eaux, les impressions de ses sites, les émotions et les fatigues des excursions variées à l'infini, dont il est le centre.

Nous ne sommes, heureusement, plus au temps où, pour jouir des bénéfices, des ressources extrêmes qu'offrent les eaux, il fallait, sinon de la fortune, au moins une grande aisance et, aussi, la force de supporter les fatigues d'un long voyage. Aujourd'hui, ces puissants moyens de guérison sont, grâce à la commodité et à la rapidité des voies de communication, mis à la portée de tous. Mais, quelque grandes que soient ces facilités, un voyage aux eaux est toujours, pour celui qui vient y chercher la santé, une affaire sérieuse.

Il importe donc que le médecin et le malade soient exactement et consciencieusement fixés sur les chances probables ou certaines de guérison que peuvent offrir celles qu'ils auront choisies.

L'observation précise et rigoureuse des faits pendant la durée du traitement, complétée par les renseignements pui és auprès des médecins habituels des malades sur les résultats ultérieurs et définitifs de ce traitement, peut seule conduire à établir des règles positives à cet égard et permettre d'éclairer cette partie importante de l'art de guérir.

C'est vers ces conséquences indispensables, et malheureusement trop négligées jusqu'ici, que tendent les travaux de l'auteur, et c'est dans cette vue qu'il recueille chaque année, avec le plus grand soin, tout ce qui peut servir à arrêter l'opinion sur la valeur réelle des eaux. Il n'a pas la prétention de faire à lui seul, et d'une seule fois, une œuvre aussi difficile, à laquelle le concours de chacun et la longueur du temps sont nécessaires, mais il s'efforcera de fournir sa part des éléments indispensables à la solution de cette question intéressante, en publiant, à mesure qu'il les croira assez complets, les résultats de ses observations.

Il pose, aujourd'hui, un nouveau jalon en

donnant ce livre, qui est une sorte d'introduction
à ces travaux ultérieurs. Avant de parler plus
spécialement et plus gravement encore à la
science, il s'adresse à tous en faisant connaître,
dans leurs particularités, le théâtre de ses études,
le champ fécond et varié où il puise les nombreux moyens dont il peut disposer, et le cadre
étendu de maladies qu'il peut embrasser pour
atteindre le but qu'il annonce.

PREMIÈRE PARTIE.

CHAPITRE Ier

Cauterets : Histoire. — Description.

I

LOURDES.

Les malades et les touristes qui vont à Cauterets, à Saint-Sauveur ou à Baréges, convergent tous vers un point commun, la petite ville de Lourdes. Nous conseillons aux uns et aux autres de s'y arrêter une demi-journée : ils auront ainsi le double avantage de se récréer et de préparer doucement leurs organes respiratoires à l'air vif des montagnes, dans lesquelles ils pourront s'engager ensuite sans appréhension des rhumes.

Lourdes a été conquise par Crassus, lieutenant de César et occupée par les Romains, qui ont laissé tout près de là la trace de leur domination : c'est un camp retranché dont les talus, les fossés, le parapet sont dans un état de parfaite conservation. Les indigènes le nomment *Castera de Julos*. Tout voyageur qui se respecte va visiter ces vestiges des anciens maîtres du monde. Successivement conquise et habitée par les Vandales, les Wisigoths, les Francs, les Vascons, les Sarrasins, Lourdes fut prise par Charlemagne, qui y laissa des troupes. Les Albigeois et, plus tard, les Anglais y établirent leur domination. Après 1406, la citadelle appartint désormais à la France. Pendant les guerres de religion, les catholiques et les protestants en firent le théâtre de leurs fratricides exploits.

Durant un certain temps, à une époque rapprochée de la nôtre, le château a servi de prison politique ; il est maintenant animé par la présence de nos soldats.

Ce château-caserne vaut la peine d'être visité, non point tant à cause de ses tours à machicoulis que pour le panorama qu'on découvre du haut de ses créneaux.

En descendant du château, on se rend, par une pente douce, vers la grotte près de laquelle on dit que la Vierge apparut à Bernadette Soubirous. Le long du chemin, on rencontre une traînée d'infirmes qui vous tendent la sébille. Ils vous couvrent de bénédictions ou vous accablent d'invectives, selon que vous leur donnez ou que vous leur refusez l'obole traditionnelle. En approchant davantage, vous passez près de nombreuses boutiques en plein vent, à l'étalage desquelles pendent des croix, des médailles, des scapulaires et autres objets destinés à être baignés dans la source de la grotte.

Mais, vous voilà arrivés : allez voir la grotte, buvez

un verre de cette eau limpide, c'est l'usage et cela fait du bien; examinez la belle statue en marbre de la Vierge, au-dessous de laquelle sont suspendus les ex-voto. Après cela, montez les rampes fleuries qui sont devant vous, et vous arriverez à l'*Immaculée-Conception*, charmante église gothique, construite avec le granit du pays, élevée par la piété des fervents catholiques à la mère de Jésus-Christ. Quand vous aurez regardé avec soin l'extérieur, descendez dans la chapellé basse : là vous verrez un grand nombre de malades venus de loin pour obtenir la guérison de leurs maux. Vous remonterez ensuite dans l'église que vous pourrez admirer à votre aise.

II

DE LOURDES A PIERREFITTE.

Après avoir visité la ville, qui n'a rien de remarquable en elle-même, vous prendrez une calèche ou la diligence, et vous vous engagerez dans une route d'abord monotone, puis vous entrerez dans la vallée de Castelloubon ; en avançant encore, vous arriverez à la splendide vallée d'Argelès, remarquable par sa fraîcheur, qu'entretient le Gave, par sa belle végétation, ses sites charmants, sa route tortueuse et couverte d'ombrages. Argelès, qui donne son nom à cette vallée, est une sous-préfecture ; elle est située au centre de la région, et communique avec les Eaux-Bonnes et les Eaux-Chaudes par la route thermale.

Après Argelès , la route monte par des pentes douces sur les contre-forts des montagnes, et mène le voyageur aux pieds du village de Saint-Savin, qu'on voit de très loin et qui occupe une position élevée. Saint-Savin a une église remarquable par son ancienneté et par son histoire, qui se trouve mêlée à celle de tout le pays : sur un des bas-côtés, se trouve une série de tableaux peints sur bois, retraçant la vie du patron de l'église. Saint-Savin a été occupé par les Romains. Charlemagne y fonda plus tard une abbaye qui fut détruite par les Normands ; Raymond Ier, comte de Bigorre, la réédifia ; les abbés exercèrent alors des droits sur toutes les églises de la vallée, et leur domaine acquit une très grande prospérité. En 1789, l'abbaye fut détruite ; elle est aujourd'hui remplacée par une jolie habitation. De Saint-Savin, et surtout de la nouvelle église, située à 500 mètres du bourg, la vue s'étend au loin sur un large et ravissant paysage.

Après ce point, on rencontre l'antique chapelle de Piétat (pitié) auprès de laquelle gisent les décombres du castel de Miramont. De l'autre côté du Gave, en face de Miramont, se dressent, sur un pic escarpé qui commande la vallée, les restes imposants du château de Béaucens, qui était autrefois habité par les comtes de Lavedan, et qui appartint plus tard aux Rohan-Rochefort. Ce château appartient aujourd'hui á la famille Fould. De cet endroit le coup d'œil est fort beau.

En continuant notre chemin, nous arrivons à Pierrefitte, où l'on trouve un clocher contemporain de Charlemagne.

Il est sept heures du soir ; on s'arrête pour dîner. — A Pierrefitte la vallée se sépare en deux branches ; celle de droite monte vers Cauterets, celle de gauche se dirige vers Saint-Sauveur où elle se subdivise pour conduire à Gavarnie et à Baréges. Les Gaves, qui viennent de tous ces points, se réunissent ici pour former le large courant dont nous avons suivi jusqu'à présent le parcours, depuis Lourdes. Depuis la saison de 1871, le voyageur n'a plus le loisir de voir en détail ce délicieux parcours ; la locomotive l'entraîne de Lourdes à Pierrefitte sans lui donner le temps d'examiner et de s'extasier.

III

DE PIERREFITTE A CAUTERETS.

Nous voilà restaurés, gravissons les rampes qui montent en serpentant de Pierrefitte à l'entrée de la gorge qui mène à Cauterets ; ici, plus de cours d'eau large et courant sur un plan horizontal, plus de charmants paysages, plus de maisons riantes : la nature prend un aspect grandiose, redoutable ; on est effrayé de voir au-dessus de sa tête des rochers à pic, et d'entendre mugir sous ses pieds le Gave qui bondit à travers d'énormes blocs de pierre sur une pente rapide. Devant soi, plus de lointaine perspective ; il semble que la route se termine à quelques centaines de mètres, et que ces pics aigus et infranchissables marquent les limites de la terre habitée. Mais le chemin, taillé dans le roc, continue son pénible parcours sur le flanc des montagnes, et, en les contournant, permet à chaque instant de découvrir de nouvelles issues. Du haut de la rampe, on a une vue magnifique qui s'étend sur une grande partie de la vallée d'Argelès, sur le plateau de Lavedan, sur le coteau de Davantaïgue et sur le rocher de Beaucens ; en plongeant ses regards tout près, tout en bas, on voit le bourg de Pierrefitte qui est comme écrasé.

Après avoir parcouru deux kilomètres de route étroite et sinueuse, on passe le *Pont-d'Enfer*, et ensuite on arrive au pied du *Limaçon ;* cette côte est remarquable par ses longs détours qui facilitent l'ascension des voitures. Le Gave est maintenant à notre droite, et nous le perdons de vue pendant quelque temps. La gorge étroite s'est élargie, nous sommes dans la vallée qui mène à Cauterets, nous arrivons à Cauterets.

IV

CAUTERETS. — SON HISTOIRE.

D'après la tradition, les Romains connaissaient la valeur curative des eaux de Cauterets et ils venaient boire à ses sources bienfaisantes ; cela n'a rien qui doive nous étonner, si nous nous rappelons qu'ils campaient à Lourdes et à Saint-Savin. En supposant même que la source de César ait reçu son nom à une époque moderne, il est probable qu'ils envoyaient leurs blessés à Cauterets et qu'ils venaient y rétablir leurs forces épuisées par les fatigues de la guerre.

Dans le neuvième siècle, Charlemagne donna les sources à l'abbaye de Saint-Savin, qui en conserva la propriété jusqu'à la Révolution française.

Depuis le règne de l'empereur d'Occident, la renommée de ces eaux sulfureuses, désormais régies avec habileté, alla croissant pendant tout le moyen-âge, et de grands personnages, attirés par le récit des cures merveilleuses qu'elles produisaient, vinrent y chercher la santé. Le roi d'Aragon, Sanche-Abarca, et la sœur de François Ier, Marguerite, reine de Navarre, sont les deux visiteurs dont Cauterets a le mieux conservé le souvenir. A ces époques malheureuses, les guerres continuelles, le brigandage, le petit nombre de routes et leur mauvais état étaient des obstacles qui empêchaient les malades de se déplacer, et il fallait être puissant ou très-riche pour faire de pareils voyages.

L'année où la reine Marguerite vint à Cauterets, il y eut un ouragan qui détruisit les habitations de la bourgade, et les habitants, ne sachant plus où s'abriter, descendirent tous vers les vallées inférieures, voyage aujourd'hui bien court et bien facile, mais bien long et bien difficultueux dans ce temps-là. La reine eut beaucoup de mal à gagner Saint-Savin. Ecoutons-la raconter elle-même, dans son langage spirituel et gracieux, les péripéties de ce sauve-qui-peut.

« ..... Advinrent les pluies si merveilleuses et si grandes qu'il semblait que Dieu eust oublié sa promesse qu'il avait faite à Noé de ne plus détruire le monde par eau.

« Après avoir chevaulché tout le jour, advisâsmes un clocher, où le mieux qu'il nous fust possible (non sans effort et sans peine), arrivasmes, et fusmes de l'abbé et des moines humainement reçeus. L'abbaye sé nomme Saint-Savin ; l'abbé, qui estait de fort bonne maison, nous logea fort honorablement, et, nous conduisant à son logis, nous demanda de nos fortunes. Après qu'il eust entendu la vérité du fait, il nous dit que nous n'étions pas tous seuls, car il avait en une aultre chambre deux damoyselles qui avaient eschappé grand danger ; car les pauvres dames, à demi-lieue deçus de Peyrehitte, avaient trouvé un ours descendant de la montagne, devant lequel avaient pris course à si grand haste, que leurs chevaulx à l'entrée du logis tombèrent morts sous elles.

« Puis, quand voulusmes nous despartir de là, l'abbé nous fournit des meilleurs chevaulx qui fussent en Lavedan, de bonnes capes de Béarn, de force vivres et de gentils compaignons, pour nous mener seurement par les montagnes, lesquelles passées plus à pied qu'à cheval, en grant sueur et travail, arrivasmes à Notre-Dame-de-Sarrance. »

Aujourd'hui, les routes thermales sont des plus belles, des mieux percées et des plus sûres, le parcours de Cauterets à Pierrefitte se fait en une heure pour la descente et en deux heures pour monter. Depuis 1871, un chemin de fer passe au pied de Saint-Savin et nous évite toutes les peines qu'eut à supporter la charmante voyageuse.

Depuis la Renaissance, Cauterets s'est développé peu à peu, et s'est transformé en un séjour agréable ; chaque année, ses hôtels, ses maisons bourgeoises, ses villas sont encombrés, et quelquefois les arrivants sont forcés de passer la première nuit dans une diligence parce qu'il n'y a pas une chambre, pas un grenier disponible où ils puissent s'étendre. C'est un peu la faute des étrangers, il est vrai : ils font tous irruption à Cauterets en juillet et en août ; nous profiterons de cette occasion pour leur dire que les mois de juin et de septembre sont tout aussi beaux, tout aussi agréables et moins chauds que les deux autres ; les nuits sont plus fraîches, mais avec des vêtements de laine on ne court aucun risque ; enfin le traitement thermal, les loyers et la table coûtent moins cher dans ces deux mois qu'aux autres époques de la saison.

Cauterets s'agrandit tous les ans, et tous les ans les étrangers y arrivent plus nombreux. En 1869, on en a compté plus de 10,000.

V

LA VILLE.

Cauterets est situé par 42°, 35' de latitude Nord, et par 2°, 28' de longitude Ouest, méridien de Paris ; il se trouve à quelques kilomètres de la frontière d'Espagne, à 622^m au-dessus de Tarbes et à 932^m au-dessus du niveau de la mer. Il s'appuie sur la rive droite du Gave. Si vous voulez, nous allons visiter la ville, puis nous monterons sur le *Mamelon-Vert*, afin de voir la position qu'elle occupe dans cette charmante vallée.

Au centre, se trouve la place Saint-Martin, d'où rayonnent la rue Richelieu, la rue de la Raillère, la rue qui mène à l'établissement de César et le chemin qui, passant au-dessus du Gave, conduit à l'établissement des OEufs, sur la rive gauche. La rue Richelieu, par laquelle on entre en ville, est la plus aristocratique : elle est bordée de maisons très bien bâties, d'hôtels magnifiques ; de nombreux magasins égayent la physionomie de cette belle voie. La rue de la Raillère, qui continue la rue Richelieu en faisant avec elle un léger coude, constitue le chemin de sortie et conduit aux sources du midi. De chaque côté de ces deux rues, qui forment une longue artère coupée en deux par la place Saint-Martin, on voit de petites rues, étroites, un peu sombres et présentant quelquefois une pente un peu raide.

L'église de Cauterets, qui ne présente rien de remarquable, est cachée dans un petit recoin ; autrefois très nue et très pauvre, elle est maintenant ornée à l'intérieur, grâce à la munificence des étrangers. Elle est desservie par un curé et deux vicaires.

Dans le haut de la rue de la Raillère, il y a un temple affecté au culte réformé.

Établissement de César. Dans la partie Est, on remarque le bel établissement des Thermes, adossé à une montagne qui s'appelle le Pic-des-Bains.

On traverse , pour s'y rendre , la petite place Ségur-d'Aguesseau, qui portait autrefois le nom de place des Espagnols. Cet édifice a été construit dans des conditions que nous raconterons plus tard, d'après les plans et par les soins de M. Artigala, architecte du département. Il domine toute la ville de Cauterets, et sa situation lui donne un certain air de grandeur, en même temps qu'elle permet à la population de voir l'heure à un cadran que chacun s'habitue à considérer comme le régulateur de l'existence dans la station.

Quand on quitte les Thermes et qu'on traverse la place Saint-Martin et le Gave, on se trouve sur le chemin du *Mamelon-Vert*. A gauche on aperçoit l'établissement des Œufs. Cet imposant édifice, commencé en 1867 et terminé en 1869, a été construit par un architecte habile de Bordeaux, M. Ch. Durand. C'est une œuvre bien conçue et bien exécutée : l'extérieur a un aspect véritablement monumental, et l'on peut dire qu'il était impossible de mieux tirer parti de l'espace intérieur. Ce colossal bâtiment est bâti en granit ; au dedans, les baignoires et le dallage sont en marbre.

Le Casino occupe tout le bâtiment en façade : on y monte par un grand escalier. Il comprend salle de spectacle et de concerts, salon de lecture, salon de jeu, restaurant et café.

L'ensemble a coûté une somme ronde de 800,000 francs.

●

VI

VUE D'ENSEMBLE. — PANORAMA.

Maintenant que nous avons visité Cauterets, poursuivons notre route, et grimpons sur ce joli mamelon qui est là devant nous. Ce mamelon, dès que vous le voyez, vous lui donnez tout naturellement le nom de *Mamelon-Vert* ; c'est en effet celui qu'il porte. On vous racontera dans Cauterets que, quelque temps après la prise de Sébastopol, un riche Anglais qui était venu prendre les eaux, frappé de la ressemblance qu'il offre avec le fameux ouvrage russe, assembla une foule de gamins, les divisa en deux camps, et organisa un simulacre de la prise du Mamelon-Vert, affaire dans laquelle il reçut force horions et force taloches en défendant sa position. C'est depuis cette lutte mémorable qu'on désigne ce tertre sous son appellation actuelle.

Jetons d'ici un coup d'œil autour de nous. Là-bas, dans le fond, au Sud, vous apercevez d'abord la cascade de Pise-Arros que vous irez visiter en allant boire demain à la Raillère. Cette charmante chûte d'eau a le tort d'être trop rapprochée, ce qui fait qu'on la néglige et que les vrais amateurs sont les seuls qui aiment à la regarder souvent. A droite, vous avez plusieurs établissements : d'abord, celui de la Raillère ou plutôt l'Araillère (mot qui en patois signifie éboulement) ; il est bâti à la base du Péguère, montagne en désagrégation, au pied de laquelle viennent s'entasser les blocs qui se détachent du sommet. Sur le parapet qui borde le plateau où est situé l'établissement, on voit une petite construction : c'est là que vous verrez les malades des deux sexes, de tout âge et de toute condition, se gargariser chaque jour avec assiduité.

Plus loin que la Raillère, se trouve le petit bâtiment où l'on boit les eaux de *Mauhourat* (mauvais trou) et des *Œufs,* dont les sources sont situées beaucoup plus haut. Cette bicoque va bientôt être remplacée par un bel établissement.

Portez vos regards un peu moins loin, et vous apercevrez, dans la vallée, le Gave bondissant, la route de la Raillère qui forme un long ruban : de chaque côté, des montagnes dont le sommet est couvert de neige en juin, et nu pendant les chaleurs du mois d'août. Regardez encore plus près : dans le bas-fond, vous voyez Cauterets blotti comme dans un trou; n'étaient ses cheminées qui fument, vous croiriez que les toits d'ardoise, abîmés au pied des monts, recouvrent une population engloutie par un cataclysme. Au-dessus des maisons, s'élèvent à l'Est l'établissement des Thermes que nous avons visité déjà, et, au-dessus, l'établissement de *Pauze-Vieux*. Plus haut encore, le long des flancs du Pic-des-Bains, vous voyez *Pauze-Nouveau*; enfin, tout à fait là-haut, cette maison blanche, c'est *César-Vieux* qui remonte, ainsi que son nom l'indique, à la conquête des Gaules par les Romains. Son eau est exportée dans le monde entier.

A l'Ouest, vous revoyez l'établissement des Œufs que vous avez déjà vu, et vous admirez ces chemins en zig-zag qui montent en lacets du fond de la vallée vers les touffes épaisses du *Cambasque*, à travers des massifs de verdure et des plans inclinés couverts de gazon. C'est là que les promeneurs tranquilles et amis de la solitude vont se réfugier et se garantir contre les rayons du soleil, dans l'après-midi.

Un peu plus près de nous, voici le châlet délicieux de la princesse Galitzin, noyé dans des fleurs et dans des arbustes de toutes sortes : plus près encore, le Gave qui descend de la vallée du *Cambasque*; ici, les cafés qui bordent la promenade par laquelle vous êtes venu au Mamelon-Vert.

Maintenant faites volte-face et regardez dans la direction du Nord. Vous voyez, à votre gauche, des montagnes dont les flancs sont couverts de bois épais ; à votre droite, le *Parc*, qui est la promenade de jour à Cauterets, et qui est planté de séculaires ormeaux. Cette fraîche et adorable garenne appartient à l'*hôtel du Parc;* son propriétaire la met également à la disposition du public. Derrière le Parc, se trouvent les établissements du *Rocher* et de *Rieumizet*, dont les eaux ont des propriétés spéciales.

En haut, après le Parc, et sur le versant de la montagne, voyez-vous cette maisonnette blanche ? c'est la *cabane de la reine Hortense*. En revenant par Luz d'une excursion qu'elle avait faite au lac de Gaube, au Vignemale et à Gavarnie, la mère de l'ex-Empereur eut la pensée d'offrir à sa suite un dîner dans cette cabane de berger ; la date de ce jour est gravée sur la pierre dominante de la porte d'entrée. C'est là qu'on se repose un instant et qu'on se rafraîchit avant de gravir le col de Rios ou de Rigóü, qui mène à Luz et à Saint-Sauveur.

Plus loin, vous voyez des forêts de sapins qui dominent la côte du Limaçon : c'est là que vont se réfugier les ours pendant l'hiver.

Enfin, sous vos pieds, le Gave, accompagné dans son parcours par la route de Pierrefitte, se joue en murmurant à travers des prés fleuris et toujours verts, avant d'aller se précipiter avec fracas et se changer en torrent irrésistible dans les gorges que nous avons rencontrées en venant à Cauterets.

Population permanente. — L'hiver, Cauterets est très-peu peuplé ; à l'époque de la saison thermale, la population s'accroît d'abord d'une foule de personnes dont le ministère est indispensable aux étrangers : médecins, corps de métiers divers, restaurateurs, domestiques, marchands, etc. Par ce seul arrivage, le nombre des habitants, pendant la saison entière, monte à quatorze ou quinze cents. Les indigènes participent des caractères de la race montagnarde, qui est très-sociable, en même temps que frugale, fine, active, vaillante et fière. Ici, pas de mendiants et de paresseux; tout le monde cherche à gagner sa vie. L'idiôme de ce pays est très-imagé et se prête à toutes les subtilités comme à toutes les exagérations de langage ; ses expressions sont souvent empruntées au latin, à l'espagnol, à l'italien et même à la langue anglaise; on y rencontre des mots celtiques transmis sans doute par les Wisigoths , lorsqu'ils occupaient le midi de la France et le nord de l'Espagne.

L'esprit de famille est très-développé à Cauterets, et les mœurs y sont patriarcales. Les habitants sont peu industrieux ; ils exploitent les montagnes, auxquelles ils prennent la pierre et le bois : ils récoltent quelques céréales, font de fréquentes fenaisons, grâce aux eaux du Gave, dont les minces filets sont détournés du cours principal et sillonnent en tous sens les prairies sur le versant des montagnes.

Ils nourrissent de nombreux troupeaux de moutons hiérarchisés comme des bataillons humains et gardés

par des chiens colosses. Ces héroïques et fidèles sur-
veillants tiennent la place des pâtres et défendent
contre les animaux voraces les êtres inoffensifs confiés
à leurs soins. Le dimanche, les indigènes se reposent
des fatigues de la semaine sur la place Saint-Martin,
où ils vendent aux étrangers la progéniture de ces
précieux molosses.

Population étrangère. — A la fin de mai et en juin,
il vient beaucoup d'indigents ; ceux qui n'ont pas pu
venir à ce moment arrivent à la fin de septembre ; on
leur fournit les eaux gratuitement. De la mi-juin à la
mi-juillet et dans les premiers jours de septembre, on
voit accourir les fortunes modestes. En juillet et en
août, c'est le tour des gros bonnets de la finance, des
princes de l'industrie et du commerce, des familles
aristocratiques : Il y a quelques années, Si-Moham-
med et Si-Mahhi-Ed-Dine, fils d'Abd-el-Kader, qui
firent à Cauterets une grande sensation, allaient boire
à la Raillère, comme de simples *Giaours*. En août, les
ecclésiastiques sont si nombreux que, pendant la saison, il se dit souvent jusqu'à 80 messes par jour dans
la petite église de Cauterets.

Dans le mois de septembre, on voit la magistrature,
le barreau, des professeurs, des gens de lettres, des
lycéens, et tous ceux qui, ayant laissé passer les trois
premiers mois de la saison, tiennent à utiliser le
dernier.

Dans le nombre des visiteurs qu'on voit chaque
année, il se trouve des Anglais, des Américains, des

Allemands, des Russes... et des créoles accourus de nos lointaines colonies.

Marchands nomades et musiciens ambulants. — Parmi les indigènes et le personnel habituel de Cauterets, et parmi les malades et les touristes qui affluent dans cette ville, on voit des marchands voyageurs revêtus du costume des Castilles et portant des ballots, exciter les passions des promeneurs, auxquels ils cherchent à vendre des lames de Tolède fabriquées à Bayonne, des étoffes de la Mauritanie tissées à quelques kilomètres de là, et autres articles *ejusdem farinœ.*

On voit aussi des musiciens qui exploitent le Nord pendant l'hiver et qui viennent faire, eux aussi, leur saison aux Pyrénées ; après vous avoir assourdi toute l'année dans votre pays, ils vous poursuivent dans les montagnes et poussent le parasitisme à votre égard jusqu'à estropier sous les fenêtres de votre salle à manger (quand ils n'y entrent pas !) les chefs-d'œuvre des maîtres.

Ces deux sortes de pélerins intéressés sont la plaie intermittente des stations thermales.

VALLÉE.

La vallée de Cauterets est dans une direction opposée à la chaîne principale; sa longueur est d'une lieue ; son fond, étroit et irrégulier ; sa profondeur, considérable. Barrée au sud par la montagne Hourmigas, elle reçoit sur plusieurs points des vallons latéraux beaucoup plus élevés qu'elle. Les monts qui la bordent ne présentent ni étranglements, ni renflements alternatifs ; leurs flancs , quoique escarpés, tiennent à une couche solide. Son sol, composé de gros cailloux roulés et autres débris de roches primitives, est recouvert d'une terre sablonneuse et légère.

MINÉRAUX.

Nous empruntons au docteur Camus les détails suivants (1):

« La route du Limaçon présente des quartiers de roches calcaires , échappées des hauteurs opposées. Leurs renflements se touchent presque dans cet endroit ; et si, dans aucun temps, l'enceinte du vallon a été occupée par un lac, sa digue naturelle commençait au Limaçon.

« La base des monts voisins est encore calcaire ; il faut ensuite s'élever jusqu'au Vignemale pour trouver cette roche en masses énormes.

« Le schiste abonde à Cauterets en plus grande quantité que le marbre ; les montagnes, parallèles de Pierrefitte au Limaçon, sont presque toutes schisteuses, formées par des feuillets très-épais et de couleur brunâtre. Péguère , au bas duquel surgit la source de la Raillère et dont le flanc magnifiquement boisé abrite Cauterets à l'Ouest, a sa base en partie

---

(1) Camus : Nouvelles réflexions sur les eaux de Cauterets, 1844.

schisteuse, l'ardoise en est bleuâtre, sonore, très-compacte ; il n'en est pas de meilleure.

« Le granit principalement compose nos montagnes ; elles offrent partout cette roche primitive, où nulle stratification n'est apercevable ; quelques-unes ont à leur surface des bandes bien déterminées, sans que rien fasse présumer que ces couches se continuent à l'intérieur. Celles d'où sourdent les eaux minérales sont sans doute interposées par des bancs argileux et calcaires. Ces divisions, quoi qu'on en dise, ne sont point régulières ; elles varient même à l'infini dans chaque montagne, dans chaque groupe, aussi bien que leur inclinaison; peu d'entre elles sont de granit pur ; leur nature est fort hétérogène. Le mica, le quartz, le spath, souvent même une substance métallique, en sont les éléments les plus considérables. Aussi les masses éboulées qui couvrent nos prairies et celles plus grandes encore que le Gave a roulées, varient-elles beaucoup par leur dureté, leurs couleurs et la finesse de leur grain.

« Nos monts contiennent encore quelques autres productions pierreuses, comme des cristaux de roche, et des fragments où se trouvent des paillettes de cuivre et d'argent ; on voit aussi du fer et de la plombagine dans quelques-unes. Mais ces métaux sont d'une exploitation trop difficile pour qu'on cherche à les utiliser jamais.

« Telles sont les substances contenues dans nos montagnes, si différentes d'ailleurs par leur élévation, leur forme, leur inclinaison et la situation respective de leurs couches. »

PLANTES.

Les cimes possèdent le pin de Riga, à tige rouge et résineuse; le Marcadau et le Péguère sont couverts de laricios de Corse, remarquables par leur hauteur. Le sapin abonde dans les vals de Géret et de Lutour. A de moindres distances, on voit le hêtre et le chêne. Les bas-fonds n'offrent que des frênes, des noyers, des cerisiers, différents peupliers ; on y voit aussi des platanes, des tilleuls, des acacias, des saules pleureurs, des noisetiers, etc.

On trouve les légumes et les herbes de la plaine dans les jardins et les prairies de la vallée ; sur les coteaux, on rencontre des campanules, l'arrête-bœuf, l'œillet, la douce-amère, le caille-lait, le serpolet, des morilles, etc. Dans les hameaux de Catarrabes et de Canceru, on remarque la fumeterre, la garance, l'osier blanc, le houx, le buis, la grande consoude. Les haies sont remplies d'églantiers, d'aubépines, de chèvre-feuille, de fraisiers, de lierres, de saponaires, de sureaux, de liserons, etc.

On cultive dans les terres basses le blé noir, l'orge, le seigle, le millet, les lentilles ; on y cultive exceptionnellement le blé, quoiqu'il y vienne parfaitement; les habitants préfèrent donner à leurs champs toute leur valeur en y faisant trois et même quatre fenaisons.

Dans les hauts vallons, l'on trouve le sorbier des oiseaux, la valériane, la gentiane, le sureau rouge, la centaurée, le cynoglosse, le garou, la véronique, l'ellébore; des étendues énormes de terrain sont couvertes soit de fraisiers, soit de framboisiers, soit de rhododendrons. Une des plantes les plus répandues est l'arnica des montagnes, dont les pharmaciens de Cauterets extraient les sucs, pour en faire un alcoolé d'arnica ayant des qualités vulnéraires.

« On rencontre après le pont d'Espagne la digitale pourprée, l'aconit napel, la grande saxifrage. Le chemin est couvert d'orchis et de grandes gentianes ; Lisey présente de plus des asphodèles ; les forêts qui entourent ce plateau, de même que Lutour et Cambascou, contiennent abondamment des mousserons et des morilles plus noires et plus grosses que celles de nos prairies, mais moins estimées, enfin de la réglisse en quantité. On voit aussi de nombreuses espèces de lichens. » (1)

ANIMAUX.

Les animaux domestiques de la France se rencontrent tous sur ces hauteurs : les moutons y sont très-beaux, et leur gardien, le fameux chien des montagnes, est un véritable colosse, remarquable par son courage et sa force.

Le seul reptile venimeux est la vipère, qui est rare ; on trouve, en revanche, beaucoup de couleuvres.

---

(1) Camus : ouvrage cité.

Les insectes y sont en grand nombre.

Parmi les oiseaux, on remarque le geai, le coq de bruyère dont le nombre diminue chaque jour, les perdrix rouge, grise et blanche, la pie, le pinson, la grive, la caille, la palombe. L'hiver, les flamants et les canards sauvages y viennent par bandes. Sur les sommets des pics, planent le milan, l'aigle et les corneilles. Les cimes sont aussi fréquentées, comme les glaciers, par l'isard, auquel on fait de très-belles chasses, par l'ours gris, le loup et le bouc sauvage; plus bas, vivent le blaireau, l'écureuil et le lièvre.

La truite est l'unique poisson qu'on pêche dans ces altitudes ; leur couleur et leur saveur varient avec les gaves ; les plus estimées sont les truites saumonées du lac de Gaube.

CHAPITRE II.

Conditions générales du Climat et des Eaux.

I.

CLIMAT.

La vallée de Cauterets est sinueuse, étroite et longue; sa direction générale court du nord au sud. Elle est confinée de chaque côté par des montagnes gigantesques : ces remparts élevés protégent la ville contre les fortes bourrasques de l'Ouest et de l'Est, et les ondulations de la vallée concourent, elles aussi, à affaiblir les vents du Nord et du Midi. L'altitude de Cauterets et le calme relatif de la brise sont deux excellentes conditions qui donnent à l'atmosphère des qualités moins irritantes et plus toniques.

La température moyenne de la saison thermale est d'environ 12° centigrades. Il fait très-frais le matin et le soir, de même que dans toutes les stations pyrénéennes. Aussi, ne saurions-nous trop recommander aux baigneurs d'emporter avec eux des vêtements de laine pour se préserver. Entre huit heures du matin et l'heure du dîner, le soleil éclaire et échauffe la vallée dans toute sa longueur, et l'on peut prendre des vêtements légers.

La pression atmosphérique, à cette altitude, est assez faible, naturellement ; sa moyenne est d'environ de 69 centimètres. Cette condition particulière exerce quelquefois une action notable sur l'appareil respiratoire des asthmatiques. Il nous est arrivé, ainsi qu'à plusieurs confrères, de renvoyer immédiatement à Pierrefitte, situé à dix kilomètres de Cauterets, des malades saisis à leur arrivée d'accès très-violents. Ces personnes, arrivant des plaines, où la pression baromètrique est normale (76 centimètres), et venant sans transition à une pareille altitude, se trouvaient suffoquées ; un séjour de vingt-quatre heures à Pierrefitte, situé beaucoup plus bas, les préparait au climat de Cauterets et nous permettait de les traiter ensuite comme les autres. Il nous est même arrivé , quand des asthmatiques étaient pris d'accès par cause occasionnelle (course à cheval, ascension à pied dans la montagne) de les envoyer à Pierrefitte et d'obtenir ainsi la fin de l'accès : l'excursion seule a parfois suffi.

Les vents qui règnent à Cauterets sont soumis aux grands courants atmosphériques de la région. Ils sont déviés par les accidents de terrain et se font peu sentir dans la ville, encaissée au fond de la vallée profonde que forment les pics élevés de la chaîne. Le vent de Sud est le seul qui prenne cette vallée en enfilade, et qui y souffle violemment. Ce vent, qui traverse la chaude terre des Espagnes, est incommodant. Il occasionne une grande chaleur à la peau, qui reste sans moiteur à cause de la puissante vaporisation des liquides, il dessèche les muqueuses au point que certaines personnes ont la voix enrouée, il déprime les forces et incite au sommeil. Les indigènes en sont incommodés. Les arbres se flétrissent, les herbes et les arbrisseaux s'inclinent sous son souffle brûlant.

Heureusement, cette brise incommode dure peu, trois jours au maximum, et fait place à des vents plus frais, particulièrement au vent de Nord. Celui-ci est généralement brumeux, quand il varie du Nord à l'Ouest.

Avec les vents d'Ouest de Sud-Ouest, il tombe des grains ; il fait, dans les intervalles, un beau soleil.

Les vents de tout le côté oriental sont les plus favorables. Ils donnent de la fraîcheur et du beau temps; l'air est vif, pénétrant et tonique. On est moins fatigué par la marche et par les autres exercices que sous l'empire des autres brises.

On voit à Cauterets des brouillards quelquefois assez intenses : mais ils restent toujours à une certaine hauteur, qu'on peut évaluer à cent cinquante mètres, soit qu'ils traversent les gorges, soit qu'ils glissent le long des pics. La moyenne hygrométrique est de 8, 5.

Il y a très-peu de différence entre les moyennes de chaque mois. Quelquefois il pleut pendant quatre ou cinq jours ; cette durée paraît longue et ennuyeuse aux baigneurs, parce qu'il leur est impossible de se livrer à des excursions ou à la promenade et qu'ils sont désœuvrés ; aussi les entendez-vous s'écrier que le climat de Cauterets est insupportable. Il est vrai que pendant ce temps-là les étrangers qui sont à Luchon et à Barèges, se trouvant dans les mêmes conditions climatériques, font absolument les mêmes réflexions.

Il pleut moins à Cauterets que dans la première de ces stations, qui passe pour la plus agréable des Pyrénées. Du reste, il ne peut pas toujours faire du soleil et il faut bien admettre qu'il pleut partout.

L'été est sans contredit la saison la plus agréable dans notre station : il fait beau temps, les étrangers affluent, le Casino attire les amateurs de bonne musique, les distractions sont nombreuses. Mais, si dans les mois de juillet et d'août, on a ces avantages, il n'en est pas moins vrai que le commencement et la fin de la période balnéaire sont, sous certains points de vue, plus utiles : la table et le logement sont moins chers, le tarif des eaux est moins élevé, la vie est plus calme et plus exempte des entraînements mondains, l'encombrement est moindre, et, par suite, les habitations sont plus saines. Enfin, le climat est plus favorable à certains malades, par exemple à ceux qui sont anémiés ou épuisés : l'air est plus tonique, la température moins chaude, l'appétit plus grand, la réparation plus rapide.

II

HYGIÈNE. — CONSTITUTION MÉDICALE. — MORTALITÉ.

Le climat de Cauterets est des plus sains et l'on y observe bien rarement les maladies épidémiques qui désolent les autres régions. L'altitude est encore ici une condition excellente : il semble qu'à ces hauteurs les populations sont inaccessibles aux fléaux qui parfois désolent en masse celles du plat pays. En effet, les miasmes délétères ont une tendance très faible à s'élever, et les courants généraux de l'atmosphère dominent irrésistiblement toutes les brises accidentelles qui tiennent à la configuration topographique des zônes situées au-dessous des pics élevés. On a observé que le choléra ne s'est montré qu'à une altitude maximum de 600 mètres ; Cauterets se trouve donc à l'abri de ses invasions. S'il y était apporté par le transport de matériel infecté ou de personnes traînant avec elles le germe épidémique, il n'y sévirait probablement pas longtemps.

La fièvre typhoïde n'y a jamais paru à l'état épidémique ; on ne l'y rencontre que rarement à l'état sporadique ; quant au typhus, on ne l'y a point observé.

La variole ne se montre que très-rarement ; dans ces dernières années, pendant que cette fièvre éruptive décimait les populations de la France, on n'a observé à Cauterets qu'une vingtaine de cas bénins au milieu de l'hiver de 1869-70.

Nous engageons vivement nos lecteurs à se tenir sur leurs gardes quand ils se rendront dans notre station : sur le parcours de Pau et de Toulouse à Cauterets, ils trouveront des voyageurs prévenants et obséquieux qui engageront avec eux conversation, et,

par des transitions habilement ménagées, en viendront
à leur dire que Cauterets est infesté de telle maladie
ou de telle autre. Il nous est arrivé de rencontrer à
diverses reprises de ces cicérones à gages, qui nous
ont dit que la variole sévissait à Cauterets et qu'à Luchon il n'y en avait aucun cas, lorsque nous savions
pertinemment, par des baigneurs fuyant Luchon, que
cette localité était dans le moment sous le coup d'une
assez forte épidémie, et que Cauterets avait au contraire un état sanitaire des plus satisfaisants. Les médecins, ou les malades qu'ils enverront aux eaux, feront
bien d'écrire aux praticiens des stations thermales et
de leur demander directement leur témoignage ; il
n'est aucun médecin des eaux qui ne se fasse un cas
de conscience de dire la vérité en pareil cas.

Il y avait, autrefois, dans les Pyrénées, comme
dans toutes les chaînes de montagnes où règne la
misère, des populations entières affectées de cette
hideuse maladie qu'on appelle le goître, maladie qui
pousse les générations successivement de chûte en
chûte jusqu'au crétinisme. Le goître tient, selon
nous, à deux causes principales, à l'humidité et à
l'insuffisance de la nourriture, et nous croyons que
c'est principalement cette dernièr ecause qui a le plus
d'influence. Les pluies coulent par torrents rapides le
long des pics, et n'ont pas le temps de séjourner dans
les terrains à forte pente ; d'où il suit que l'eau que
boivent les montagnards n'est pas assez minéralisée,
et, par conséquent, pas assez réparatrice ; en outre,

dans nos systèmes de montagnes, pendant longtemps on n'a pas bu de vin , pendant longtemps on n'a connu la viande que par ouï-dire ; cela se voit encore dans quelques montagnes. Mais la grande activité du commerce , la généralisation de l'industrie , l'expansion énorme des moyens de transport ont répandu une plus grande aisance et amené un état hygiénique meilleur dans la plupart de ces régions autrefois si déshéritées. Dans les Pyrénées, particulièrement, on ne rencontre plus de goîtreux dans les villes d'eaux et dans les grosses bourgades avoisinantes ; il n'en reste de vestige que chez les pâtres vivant, dans des cabanes isolées, de la vie de leurs ancêtres. A Cauterets, on ne connaît plus cette maladie.

L'hiver, les maladies les plus fréquentes à Cauterets sont celles de l'appareil respiratoire, classe d'affections la plus répandue dans tous les pays où règne cette saison. Au printemps et à l'automne, ce sont les affections rhumatismales qui dominent ; elles sont dues à la fonte des neiges, dans les mois d'avril et mai ; aux pluies abondantes, dans les mois d'octobre et de novembre.

Mais ces observations ne sauraient être utiles aux baigneurs, puisqu'ils viennent dans notre station en juin, juillet, août et septembre. L'état sanitaire est généralement excellent dans le premier et le dernier de ces mois. En juillet et en août, règnent des embarras gastriques et des diarrhées. Ces troubles du tube digestif se rencontrent à la même époque dans toutes les localités thermales des Pyrénées. Aussi un médecin de Luchon leur a-t-it donné le nom de *cholérine pyrénéenne*. Nous affirmons que c'est là une dénomination excessive. Nos confrères de Cauterets et nous-même, nous en avons observé assez de cas pour déclarer que nous n'avons jamais eu affaire qu'à la diarrhée simple, tantôt primitive, tantôt consécutive à l'indigestion. M. le docteur Gigot a donc raison de dire que, si l'on observe véritablement la cholérine à Luchon, la dénomination de *cholérine luchonnaise* conviendrait mieux que celle de *cholérine pyrénéenne* à l'affection décrite par M. Lambron.

Les causes de cette diarrhée sont assez nombreuses. Pendant la dernière saison, l'association des médecins de Cauterets a consacré une longue séance à la discussion de ces diverses causes ; nous avons reconnu à chacune d'elles une influence propre. Les voici à peu près toutes.

En premier lieu, les personnes qui vont faire une saison thermale, changent de nourriture : la faim s'en trouve augmentée comme cela arrive généralement.

Les exercices physiques (marche, équitation, danse, etc.), qui favorisent les décompositions et recompositions intimes des tissus ; l'air vif et tonifiant de la montagne, qui facilite l'oxidation du sang dans l'appareil respiratoire ; le traitement interne et externe par nos eaux excitantes, qui remonte la constitution, viennent encore ranimer l'appétence de l'estomac pour les aliments et sa puissance digestive. Alors, on mange plus qu'auparavant, quelques personnes même se livrent à la table avec gloutonnerie ; il en résulte que l'estomac reçoit plus de besogne qu'il n'en peut accomplir, et il ne peut suffire à sa tâche. Une partie des aliments passe indigérée dans l'intestin et y occasionne les troubles particuliers à l'indigestion, laquelle peut se prolonger en passant à l'état de diarrhée chronique.

Les diarrhées sont quelquefois favorisées par l'insuffisance de la mastication, qu'elle soit habituelle ou qu'elle tienne à la rapidité du service des tables d'hôte.

L'eau de table, quelquefois, n'est pas assez minéralisée, elle est trop semblable à l'eau distillée ; aussi, prise seule, n'a-t-elle pas la qualité d'étancher la soif, ce qui est cause que l'on en boit une assez grande quantité. Or, l'eau n'est pas digérée, et, à part les molécules absorbées dans le parcours par voie d'endosmose, elle passe toute dans l'intestin en y produisant des flux abondants. De plus, cette eau ne contient pas assez d'acide carbonique. Ce gaz lui donnerait plus de légèreté en lui fournissant un complément des qualités chimiques, qui lui sont nécessaires pour être potable. L'altitude des stations pyrénéennes l'empêche d'ailleurs de se dissoudre en quantité suffisante, puisqu'il est d'autant plus soluble dans l'eau que la pression atmosphérique est plus grande.

A Cauterets, l'administration municipale a fait

canaliser une eau potable, que l'on peut recueillir à des fontaines construites en 1871. Mais la routine, ou plutôt la paresse de quelques habitants qui demeurent au bord du Gave, les pousse à recueillir dans ce torrent l'eau qu'ils destinent aux usages culinaires. Cette eau est mauvaise, parce qu'elle charrie des débris organiques, végétaux et animaux, qui peuvent devenir par leur fermentation une cause de troubles intestinaux, et parce qu'elle tient en suspension une certaine quantité de graviers, plus ou moins abondants, selon qu'il pleut plus ou moins; graviers qui agissent mécaniquement sur la muqueuse intestinale, à la façon de la moutarde blanche par exemple.

Quelquefois, il arrive que l'on achète au marché des viandes dont la vente est tardive, et alors on se trouve sous le coup d'une diarrhée causée par un commencement de décomposition.

L'eau minérale agit aussi directement sur le tube digestif, notamment chez les dyspeptiques, lorsqu'on veut, pour ne pas perdre de temps, commencer son traitement par des doses un peu fortes. Cette stimulation locale fatigue l'estomac au point que l'eau peut être expulsée par la bouche. Toutefois, il faut bien se garder d'en conclure, comme le font quelques baigneurs, que les sources sont l'unique cause de leurs déboires. Cela est tellement exceptionnel, au contraire, que nous avons vu peu de diarrhées consécutives à l'ingestion de nos eaux, et que, par contre, nous avons observé bien des cas de diarrhée chez des personnes venues à Cauterets pour leur agrément et qui n'avaient pas bu une seule gorgée aux établissements.

Le refroidissement peut amener à sa suite la diarrhée pyrénéenne. Tantôt les étrangers ne se couvrent pas assez, le matin et le soir, et alors ils contractent froid à l'abdomen, ou bien ils voient leur transpiration cutanée supprimée tout d'un coup ; tantôt ils boivent avec avidité, dans leurs excursions, l'eau froide des gaves ou des lacs, quelquefois même au sortir des buvettes où ils ont ingurgité de l'eau minérale chaude. Ces refroidissements divers agissent violemment sur la muqueuse de l'intestin et produisent très souvent des indispositions sérieuses.

Les fonctions digestives sont généralement moins bonnes dans l'été que dans les autres saisons. Cet état provient de l'accumulation de chaleur animale dans l'organisme, qui réagit par la transpiration insensible et par l'action simultanée et énergique de toutes les glandes sudoripares ; la peau est plus active que la muqueuse gastro-intestinale. Si, dans de telles conditions, on surcharge l'estomac, il en résulte des troubles dans la fonction, et la diarrhée est la conséquence finale de cette insuffisance gastrique.

Il est une dernière cause, c'est l'encombrement. Dans le jour, l'inconvénient des grandes agglomérations n'existe point dans nos stations pyrénéennes, puisque chacun va prendre l'air de son coté ; mais, il n'en est pas de même la nuit. Les fosses d'aisance, où viennent s'accumuler les résidus de la digestion de nombreuses personnes, sont autant de sources d'exhalaisons délétères, et contribuent à contaminer l'air des habitations. L'atmosphère ambiante, ainsi rendue impure, cause parfois de véritables intoxications rappelant celle de nos amphithéâtres d'anatomie, qui se traduit par une diarrhée intense.

Indiquer tous les points de départ de la diarrhée pyrénéenne, c'est en prévenir du même coup l'apparition. Il est donc évident que les baigneurs pourront s'exempter de cette indisposition, d'ailleurs sans gravité, mais qui retarde la cure minérale qu'ils sont venus chercher, en se modérant à table, en mastiquant convenablement leurs aliments, en coupant l'eau de table avec du vin, en ne prenant cette eau qu'aux fontaines, en n'achetant que des vivres parfaitement frais, en évitant les refroidissements, en suivant exactement l'ordonnance du médecin pour ce qui regarde le traitement par l'eau minérale.

Quant à ce qui est relatif aux conséquences de l'encombrement, nous sommes heureux de dire ici que l'Association médicale de Cauterets s'est occupée de cette question et qu'elle a demandé la construction, sous la ville, d'un égoût qui puisse mener au Gave tous les détritus de la population. Rien n'est plus rationnel qu'une telle construction, puisque la pente rapide du Gave permet de détourner un ruisseau aussi volumineux qu'on le voudra, et que l'existence d'un égoût permettra de supprimer les fosses d'aisance.

Quoi qu'il en soit, si l'on a contracté la diarrhée pyrénéenne, il convient tout d'abord d'observer un régime des plus restreints (bouillon, soupe légère), et de se soigner de suite, afin de ne pas perdre un temps précieux. Une infusion de menthe ou de thé noir léger convient au début, plus tard on boit de la tisane d'orge dans laquelle on délaye un blanc d'œuf.

Nous avons eu toujours à nous louer, pour nos malades, de la potion suivante :

POTION :
- Extrait de ratanhia . . . . 1 gr.
- Sous-nitrate de bismuth. . 6 à 8 gr.
- Sirop diacode . . . . 30 gr.
- » de gomme. . . . . . 30 gr.
- Eau de tilleul . . . . 120 gr.

Pour les enfants, on supprime le sirop diacode.

S'il y a du ténesme et des coliques trop fortes, appliquer sur l'abdomen une pièce de flanelle et prendre des lavemements ainsi composés : blanc d'œuf, un ou deux, dans un quart de litre d'eau.

Nous nous sommes peut-être étendu un peu trop longuement sur cette indisposition diarrhéique, mais nous tenons, avant tout, à être utile à nos lecteurs ; nous savons parfaitement que, lorsqu'on quitte son foyer domestique et ses affaires, c'est parce qu'on y est contraint par une maladie dont on cherche à se débarrasser ; or, le médecin des eaux doit tenir compte des sacrifices de temps et d'argent que ses malades se sont imposés, et mettre ceux-ci en garde contre tout ce qui pourrait diminuer leurs chances de guérison.

Mortalité. — La mortalité est très faible à Cauterets :
d'après quelques médecins qui ont pratiqué longtemps
dans cette localité, il y meurt par saison, en moyenne,
sept étrangers, Or, il y passe par saison totale environ
neuf mille personnes. C'est donc une proportion d'un
décés pour 1,285 baigneurs.

Si nous examinons la statistique mortuaire des habitants, nous voyons qu'il meurt à peu près 9 personnes
par an, c'est-à-dire qu'il y a 1 décès pour 166 personnes, puisque le chiffre de la population s'élève à
1,500.

Comme on le voit, la comparaison est tout à l'avantage des étrangers et prouve que les mois de juin,
juillet, août et septembre, présentent réellement les
conditions hygiéniques les plus favorables dans la station. Cette faible mortalité est d'autant plus extraor-
dinaire qu'il y passe un grand nombre de malades
atteints d'affections chroniques. très graves, particulièrement de phthisie à la période ultime.

CHAPITRE III

Origine des eaux sulfureuses.

Une des questions qui intéressent le plus le monde scientifique est, à coup sûr, l'origine des sources minérales, et particulièrement des sulfures qui entrent dans la composition des eaux sulfureuses, froides ou chaudes.

La première idée qui se présente à l'esprit est celle du contact à l'état libre des éléments de ces sulfures, éléments qui se sont combinés directement ; mais beaucoup de faits viennent détruire cette théorie.

Il est très difficile d'étudier les sources, parce qu'elles prennent généralement naissance à de grandes profondeurs et qu'elles émergent de terrains dont la nature ne peut servir à expliquer la composition chimique des eaux.

Pour les eaux sulfureuses froides, on peut bien souvent s'expliquer leur formation. Ainsi, une eau riche en sulfates pénètre dans une couche renfermant des matières végétales ou animales putréfiées : qu'arrive-t-il ? La substance organique décompose les sulfates et les transforme en sulfures. C'est ce qui arrive souvent dans les égoûts. M. O. Henri affirme que c'est de cette façon que se produit le sulfure de calcium contenu dans les eaux froides d'Enghien.

On a observé, il y a longtemps, que les eaux ainsi formées abondent en sels de chaux, qu'elles tirent leur origine de couches plus récentes que les eaux renfermant du sulfure de sodium, et qu'elles diffèrent de celles-ci en ce qu'elles contiennent en dissolution une forte proportion de sels différents. Ainsi, d'après M. O. Henri les eaux sulfuré-calciques contiennent des carbonates, des sulfates et des silicates de *chaux ou de magnésie*, et les eaux sulfuré-sodiques contiennent surtout du carbonate, du sulfate et du silicate de *soude*.

Ces deux sortes d'eaux sont généralement naturelles, en ce sens qu'elles sourdent telles qu'elles ont été engendrées ; quelquefois elles naissent à l'état d'eaux accidentelles, c'est-à-dire qu'elles ont été modifiées sur leur parcours.

Nous avons expliqué plus haut l'origine des eaux sulfureuses accessibles aux moyens d'investigation de l'homme, par l'action des matières organiques sur les sulfates. Il faut maintenant examiner comment les eaux sulfureuses des Pyrénées ont pu se minéraliser.

Presque toutes, elles émergent soit de couches granitiques, soit à la limite du granit et des schistes qu'on trouve avec lui. Elles ont une température élevée qui indique qu'elles sont à une grande profondeur ; on ne peut donc que se livrer à des hypothèses sur l'origine de leurs éléments ; néanmoins on peut être mis sur la voie par leur composition chimique.

Laissons parler ici M. Filhol (1).

« Tout d'abord, peut-on conclure de ce que ces eaux jaillissent habituellement du granit, du gneiss, du micaschiste, etc., que c'est à ces roches qu'elles ont emprunté leurs principaux éléments ? Évidemment non. L'analyse nous montre qu'elles renferment des quantités notables de chlorure de sodium, de sulfates, de matières organiques, dont on n'a jamais indiqué l'existence dans les terrains de cristallisation ; ces eaux peuvent donc avoir puisé les sels qu'elles tiennent en dissolution bien loin du lieu où elles se montrent à nous, et il n'est pas impossible qu'une eau qui sort du granit ait pris naissance dans des terrains d'un autre âge, et que le granit ait tout simplement favorisé son arrivée à la surface du sol, parce qu'en se soulevant, il a disloqué, tourmenté, sur plusieurs points, les couches voisines, et laissé des vides qui ont permis aux eaux thermales de remonter vers la surface. Mais l'eau sulfureuse, en traversant la couche granitique, lui enlèverait une portion de ses éléments, et ainsi s'expliquerait l'origine des silicates de potasse, soude, chaux, magnésie, alumine, etc., dont l'analyse y démontre l'existence. »

Par exemple, on peut citer, comme preuve à l'appui

---

(1) Filhol : Eaux minérales des Pyrénées. 1853, page 443.

de cette théorie, les eaux de César-Vieux, à Cauterets, qui jaillissent de schistes siliceux et ne renferment pas d'alumine, tandis que les eaux de Luchon qui sortent du granit, en contiennent une assez notable quantité, comme M. Filhol s'en est assuré à plusieurs reprises. Une autre preuve, avancée par l'éminent chimiste de Toulouse, que ce n'est pas probablement le granit ou les schistes cristallins qui ont fourni aux eaux sulfureuses des Pyrénées leurs principaux éléments, c'est que le feld-spath qu'on trouve dans ces roches est presque toujours de l'orthose ; qué, par conséquent, la potasse est la base alcaline qui s'y trouve en plus grande quantité, tandis qu'au contraire ce sont les sels de soude qui dominent dans les eaux sulfureuses.

« Ainsi donc, (1) toute théorie qui aura pour but d'expliquer la minéralisation des eaux thermales par l'action de la vapeur d'eau chargée d'acide sulfhydrique ou d'acide carbonique sur les roches dont nous venons de parler, péchera par sa base ; elle ne nous permettra de nous rendre compte des faits que dans le cas où nous admettrions que, dans les profondeurs, les roches sont constituées autrement qu'à la surface ; ce qui est possible sans doute, mais ce qui n'est qu'une hypothèse de plus.

Commençons par la théorie de M. Ch. Sainte-

---

(1) Filhol, même ouvrage.

Claire-Deville (1). Cet auteur rappelle d'abord que l'acide carbonique suffit à décomposer les silicates, puis il affirme que des dégagements abondants d'acide sulfhydrique peuvent d'un autre côté, transformer en sulfures les carbonates ainsi formés ; et il se demande si ces dégagements d'acide sulfhydrique, soit pur, soit mélangé de vapeur d'eau, à des pressions et à des températures élevées, ne suffiraient pas pour trans-former directement en sulfures les alcalis des silicates.

D'après M. Frémy (2), il serait possible que, dans certains cas, une grande quantité de vapeur d'eau agît sur des sulfures de bore, de silicium, d'aluminium, de magnésium, et les décomposât en donnant naissance à de l'acide sulfhydrique, de l'acide silicique, de l'alu-mine, de la magnésie ; ce qui expliquerait la présence d'une quantité notable d'acide silicique dans les eaux sulfureuses,

Voici la théorie de M. O. Henri (3).

« Les eaux sulfureuses des Pyrénées, ainsi que celles dites dégénérées, qui ont perdu le caractère sul-fureux, sortent toutes de terrains primitifs de nature granitique. Beaucoup de chimistes pensent que ces eaux sont minéralisées dans ces terrains ; mais, à

---

(1) Sainte-Claire-Deville. Comptes-rendus de l'Institut, t. XXXV. p. 261 et suiv.

(2) Compte-rendus de l'Institut, tome XXXVI, p. 180 et suiv.

(3) O. Henri, 1837,

mon avis, les matières qui constituent ceux-ci ne se prêtent pas toujours facilement à concevoir de semblables formations. Il est même, dans cette hypothèse, des motifs qui pourraient les rendre peu probables. Les granites, les siennites, les feld-spath, par exemple, qui font la base de ces terrains primitifs, renferment, comme on sait, des roches à base de potasse, et très-rarement à base de soude ; or, dans l'analyse des eaux sulfureuses pyrénéennes, on ne reconnaît presque que des composés salins à base de soude (carbonate, sulfate, muriate et hydrosulfate), avec quelques traces de sels calcaires, et quelques traces aussi seulement de sels potassiques. Or, pourquoi cette absence de ces derniers sels, si les eaux résultent de leur action dissolvante sur les produits des roches feld-spathiques, dont la potasse est un des principes élémentaires ?

« En admettant maintenant que les eaux sulfureuses des Pyrénées se minéralisent dans des terrains d'un autre ordre, dans ceux de transition, par exemple, ou mieux encore dans les terrains secondaires, voyons s'il ne serait pas possible d'y trouver des explications assez plausibles. Le terrain primitif, celui de transition et le terrain secondaire forment la constitution géognostique de la chaîne des Pyrénées. Le premier est le moins abondant ; il comprend du granit, qui, mêlé au gneiss, se trouve sur presque toute la surface de la chaîne, et généralement à quelque distance du faîte. Le terrain de transition, qui est le plus considérable , contient du schiste argileux , de la grauwache schisteuse et du calcaire. Enfin, le terrain secondaire, très abondant aussi dans certaines parties de la chaîne, recèle à la fois de la houille, du sel gemme, des grès rouges, des grès houilliers, etc. Dans l'ensemble des matières qui constituent des terrains secondaires et de transition, on remarque, au milieu des bancs de houille, du sel gemme toujours accompagné de sulfate de soude. C'est, à mon avis, là que naissent en quelque sorte les eaux hydrosulfatées alcalines des Pyrénées.

« A des profondeurs considérables probablement, et sous les influences électro-chimiques, ou par celles de la chaleur centrale du globe, le sulfate de soude ne peut-il pas être facilement transformé, par les matières hydro-carbonées de la houille, en sulfure de sodium et en carbonate de soude libre avec de la silice, comme un chimiste habile en a admis l'existence dans les eaux sulfureuses qui nous occupent? A l'inspection de la composition de ces dernières, en effet, on y reconnaît tous les ingrédients, et cela pour toutes sans exception, qui se rattachent à une formation de ce genre. Ainsi, à côté de l'hydrosulfate à base de soude on voit le carbonate de la même nature, et peut-être aussi la soude libre, le muriate et le sulfate de soude, la silice, puis quelques traces de sulfate et de carbonate calcaires enlevés également aux mêmes terrains, par l'action de l'eau échauffée, dans ces foyers minéralisateurs. Cette eau vient ensuite sourdre à la surface du sol, en traversant les terrains granitiques, plus abondants à la surface de la chaîne, et suivant les trajets plus ou moins directs et plus ou moins longs qu'elle a parcourus, suivant aussi les eaux étrangères qui s'y sont mêlées, l'action des courants d'air souterrains qui les auront modifiées : elle conserve des températures diverses et présente des différences dans la proportion de ses ingrédients, mais toujours la présence de chacun d'eux. Ainsi, dans cette hypothèse, la formation des eaux thermales sulfureuses des Pyrénées serait due à une cause unique pour toutes et aurait lieu dans un petit nombre de foyers minéralisateurs communs, d'où émaneraient les origines de plusieurs sources. La concomittance des sulfate, muriate, hydrosulfate et carbonate de soude appuie à mon sens l'opinion que j'admets sur la production du carbonate et du sulfure sodique, dans l'action des matières hydrocarbonées ou carbonées sur le sulfate alcalin primitif. »

La théorie de M. O. Henri est celle qui satisfait le mieux l'esprit et qui prête le moins aux objections : aussi la majeure partie des savants s'y sont-ils ralliés, entre autres M. Filhol, professeur à Toulouse.

CHAPITRE IV

Nature des eaux de Cauterets, leur caractère physique, leur composition chimique.

Les eaux de Cauterets appartiennent aux hydrosulfatées alcalines d'Anglada, aux sulfureuses naturelles de M. Fontan, aux sulfurées sodiques de M. Filhol. Elles sont limpides, incolores, plus ou moins onctueuses selon la source, d'une saveur fade, douceâtre, franchement sulfureuse, et elles ont une odeur d'œufs couvis plus ou moins prononcée. Leur densité est plus forte que celle de l'eau distillée. Elles présentent une notable quantité de matière organique ou organisée (barégine, glairine, sulfuraire. Elles laissent dégager à leurs griffons des bulles plus ou moins abondantes de gaz azote. Elles ne blanchissent ni dans les baignoires , ni dans les réservoirs.

On trouvera, dans le tableau ci-contre, les noms de ces sources avec leur thermalité et leur débit par 24 heures (1) :

---

(1) Tableau emprunté au docteur Gigot : Précis sur les eaux de Cauterets, 1867.

			TEMPÉRATURE en degrés centigrades	DÉBIT PAR 24 HEURES en litres
GROUPE de L'EST	César.		48,40	224,775
	Espagnols.		48,20	92,392
	Pauze-Nouveau (filet détourné de César).			
	Pauze-Vieux		43	55,152
	Sulfureuse nouvelle		. . . .	11,160
	Rocher		50	120,000
	Rieumiset.		16,7	28,560
GROUPE de L'OUEST	La Raillère	Source chaude . . .	38,7	74,000
		Tempérée du sud . .	37,5	20,000
		Tempérée du nord.	. . . .	17,000
	Le Pré.		48	31,248
	Petit-St-Sauveur.	Source vieille	34	26,690
		Source nouvelle. . .	. . . .	95,000
	Mauhourat		50	21,600
	Les Yeux.		31	2,840
GROUPE du SUD	Les Œufs.	Source A / — B / — C / — D / — E / — F } Réunies en seul Griffon	55	590,000
	Le Bois.	Source chaude	43,3	21,600
		Source tempérée	33,7	8,640
		TOTAL.		1440,457 lit.

Poumier, en 1813, analysa les eaux de la Raillère et des Espagnols et y trouva : *du muriate de magnésie calcinée, du muriate de soude, du sulfate de magnésie, du sulfate de chaux, du sous-carbonate de chaux, de la silice, du soufre, de la matière végéto-animale.*

D'après Longchamps qui, en 1823, fit aussi l'analyse de ces eaux, elles contiendraient : du *sous carbonate de soude, du sous-carbonate de chaux, de l'hypo-sulfite de soude, de la silice, de la matière organique.*

Il s'occupa plus particulièrement de l'eau de la Raillère, dont il donna la composition suivante, pour un litre d'eau :

Sulfure de sodium.	0 ᵍʳ.	019,400
Sulfate de soude	0	044,347
Chlorure de sodium.	0	049,576
Silice.	0	061,097
Chaux.	0	004,487
Magnésie	0	000,445
Soude caustique	0	003,396

Potasse caustique ⎫
Ammoniaque ⎬ TRACES
Glairine ⎭

Azote, quatre centimètres cubes.

Anglada n'admettait point dans ces eaux la présence de la soude à l'état libre ou caustique, mais bien à l'état de carbonate de soude.

Orfila qui, en 1833, étudia les eaux de Cauterets, y signala l'existence des principaux éléments ci-dessus. D'accord avec Anglada sur la nature du composé sul-

fureux, il établit que le soufre y est à l'état de sulfure
de sodium. Voici, d'après les expériences faites par lui
et M. Pailhasson, pharmacien de Lourdes, les quantités de ce composé, par litre d'eau, dans les principales sources : à *César* et aux *Espagnols*, 0 ᵍʳ. 03024 ; à
Pauze, 0 ᵍʳ. 02418 ; à la *Raillère*, 0 ᵍʳ. 01814 ; à *Mauhourat*, 0 ᵍʳ. 01171 ; aux *Œufs*, 0 ᵍʳ. 00981 ; aux *Bois*,
0 ᵍʳ. 00604.

MM. Boullay et O. Henry ont aussi constaté expéri-
mentalement que le principe sulfureux de ces eaux est
un sulfure neutre de sodium.

Mais le travail le plus complet que nous connais-
sions, le plus propre à fixer l'opinion sur la nature
des éléments des eaux sulfureuses pyrénéennes, est
celui que l'on doit à M. Filhol, et qui est développé
avec les plus grands détails dans le très remarquable
ouvrage publié par le savant professeur de chimie de
l'école de Toulouse, sur les eaux minérales de la chaîne
franco-espagnole. Les recherches de cet habile chimiste ont principalement trait, à la vérité, aux eaux
de Bagnères-de-Luchon ; mais, comme il les a prises
pour le type auquel il rapporte les autres eaux sulfureuses des Pyrénées, je vais indiquer les éléments dont
il a reconnu l'existence dans les eaux de Luchon, en y
ajoutant les distinctions qu'il fait en parlant de celles
de Cauterets.

Ces éléments sont (1) :

---

(1) Filhol : Ouvrage cité, page 245 et suivantes.

4

Des sulfures,

Des traces d'acide sulfhydrique,

Des sulfates,

Des traces de sulfite et d'hyposulfites,

Des chlorures,

Des traces d'iodures,

De l'acide silicique,

Des silicates solubles,

Des silicates insolubles,

Des carbonates,

Des phosphates,

Des sels solubles de chaux, de magnésie,

Des sels insolubles de chaux, de magnésie,

Des traces de fer, de manganèse, de cuivre, d'alumine, de potasse,

Une matière organique,

De l'oxygène,

De l'azote.

Plus loin, il dit : « Considérées dans leur ensemble, les sources de Cauterets jouissent de propriétés physiques et chimiques fort analogues à celles de Bagnères-de-Luchon ; elles s'en distinguent pourtant par la proportion beaucoup moindre de sulfure de sodium qu'elles contiennent. Quoique tout aussi altérables que les eaux de Luchon, elles laissent dégager beaucoup moins d'acide sulfhydrique. Certaines sources laissent déposer, quand elles ont reçu le contact de l'air, une quantité notable de barégine. Les eaux de Cauterets m'ont paru riches en matière organique, et peut-être est-ce à cette substance qu'il faut attribuer les propriétés particulières que les praticiens ont depuis longtemps reconnues à certaines sources de cette station thermale (La Raillère). Ces eaux sont riches en silice ; elles sont, au contraire, pauvres en chlorure de sodium. Les principaux produits de l'altération que subissent les eaux de Cauterets, quand elles sont en présence de l'air, m'ont paru consister en carbonate, silicate et hyposulfite de soude. Ces eaux, lorsqu'elles sont partiellement dégénérées, sont riches en hyposulfite de soude, ce qui s'explique aisément, puisque l'élément sulfureux, ne se dissipant qu'en minime partie, sous forme gazeuse, subit au sein de l'eau elle-même la combustion qui le transforme en hyposulfite. »

Nous reproduisons, ci-contre, le tableau où M. Filhol a consigné les résultats de ses essais sulfhydrométriques, la détermination de la richesse en chlorure et de l'alcalmité des principales sources de Cauterets, desquelles énonciations il déduit, comparativement à l'eau de Luchon, que les eaux de Cauterets sont un peu plus riches en carbonates et en silicates alcalins ou terreux, mais qu'elles sont moins sulfureuses ; que cette proportion un peu plus forte de sels à réaction alcaline est parfaitement en rapport avec la propriété qu'ont les eaux de ne laisser dégager que peu d'acide sulfhydrique ; que, cependant, l'expérience montre que la plupart de ces sources éprouvent une altération très considérable avant d'arriver sur les lieux d'emploi (1).

____

(1) Filhol : ouvrage cité page 331 et suiv.

TABLEAU

Indiquant les principes dominants contenus dans les Eaux de Cauterets.

SOURCES	SULFURE de sodium	SULFURE de fer	HIPO-SULFITE de soude	CHLORURE de sodium	CARBONATE de soude	SULFATE de soude	SILICATE de chaux	SILICATE de soude	SILICE	MATIÈRE organique	AZOTE
	gr.	Traces									cc.
César. . . .	0,0239	abondantes	»	0,0718	Traces	0,0080	0,0451	0,0656	»	0,0450	22,33
Espagnols. . .	0,0231	id.	»	0,0706	id.	0,0029	0,0470	0,0648	»	0,0480	22,30
Pauze-Vieux. .	0,0189	id.	»	0,0779	id.	0,0098	0,0305	0,0456	»	0,0464	21,65
Rocher . . .	0,0130	»	0,0012	»	»	»	»	»	»	»	»
Rieumizet. . .	»	»	0,0004	»	»	»	»	»	»	»	»
La Raillère . .	0,0177	id.	»	0,0598	id.	0,0487	0,0265	0,0054	0,0256	0,0350	22,30
Le Pré . . .	0,0170	»	»	»	»	»	»	»	»	»	»
Mauhourat .	0,0165	id.	»	0,0800	id.	»	»	»	»	»	»
Les Yeux. . .	0,0179	»	»	»	»	0,0075	0,0450	0,0625	»	0,0460	23,90
Petit St-Sauveur	0,0135	»	0,0010	»	»	»	»	»	»	»	»
Les Œnfs. . .	0,0149	id.	»	0,0958	id.	0,0107	0,0295	0,0731	»	0,0481	25,96
Le Bois . . .	0,0081	id.	0,0068	0,0657	id	0,0435	0,0435	0,0075	0,0166	0,0350	24,50

Voici d'après M. Buron, père, alors inspecteur des eaux de Cauterets, les proportions de cette altération pour quelques sources (1) :

NOMS des SOURCES	SULFURE DE SODIUM dans UN LITRE D'EAU	LIEUX D'OBSERVATION	PERTE sur 100 parties
César	0 gr. 0280	Sous la Galerie.	»
id	0 0186	Au Bassin d'arrivée à dix mètres du sol.	33
id	0 0179	A la Buvette.	36
id	0 0174	A la Douche	37
Espagnols . . .	0 0223	A dix mètres du sol.	»
id	0 0100	A la Buvette.	55
id	0 0020	A la Douche.	91
Raillère.	0 0199	Au Griffon.	»
id	0 0199	A la Buvette.	»
id	0 0155	Au Cabinet n° 11.	22

Malgré cette altération, l'élément sulfureux a plus de fixité dans les eaux de Cauterets que dans certaines autres, à cause du peu d'acide sulfhydrique qu'elles laissent dégager. M. Filhol pense que le sulfure n'y est pas détruit de la même manière que dans celles-là et qu'il est probable qu'il est transformé plus particulièrement en polysulfure de sodium, sulfite et hyposulfite de soude, d'où certaines propriétés thérapeuti-

______

(1) Rapport de M. Patissier (1851).

ques propres aux sources de notre localité, plus douces et plus sédatives que celles de Luchon.

Du reste, l'air jouant un grand rôle dans cette altération, il sera très facile, quand on le voudra, de la prévenir, en employant le moyen indiqué par ce savant, qui croit pouvoir affirmer qu'elle dépend probablement moins de la nature même de l'eau que de la manière dont elle est conduite, c'est-à-dire en ne faisant parcourir à cette eau que des tuyaux dont elle remplisse exactement la capacité. Mais, nous pensons comme lui, que cette mesure ne doit être tentée que là seulement où certaines maladies et certaines constitutions exigent l'action de doses un peu fortes de sulfure de sodium, et nous demandons que les choses soient laissées telles qu'elles sont dans la plupart des autres établissements, où l'expérience a consacré et constate chaque jour les merveilleux résultats dus à nos bains doux, hyposthénisants, riches en hyposulfite et en silicate de soude.

D'après le tableau qui donne ci-dessous les proportions minérales de chaque source, on voit que ces sources sont dans l'ordre décroissant, au point de vue de la sulfuration : César, les Espagnols, Pauze-Vieux, les OEufs, la Raillère, le Pré, Mauhourat, le Petit-Saint-Sauveur, le Rocher, le Bois, le Rieumiset.

Sous le rapport de l'alcalinité, nous avons dans le même ordre : les Espagnols, César, Mauhourat, les OEufs ; les autres sources contiennent relativement peu d'éléments alcalins.

Celles qui renferment le plus de sel marin sont les Œufs, Mauhourat, Pauze-Vieux, puis le Bois, César, les Espagnols et la Raillère.

La matière organique est d'autant plus abondante que l'alcalinité des sources est plus grande ; c'est ainsi qu'on en trouve davantage dans l'eau des Œufs, de Mauhourat, de César et des Espagnols, que dans l'eau de la Raillère et du Bois.

Nous terminerons là ces considérations spéciales. En parlant de la composition de nos sources, nous avons à dessein négligé les débats relatifs à la nature du principe sulfureux, que les travaux de M. Filhol nous semblent avoir définitivement fixés, en démontrant que ce principe est un monosulfure de sodium et en confirmant ainsi les opinions de Bayen, Anglada, Orfila, Boullay et O. Henri.

Nous ne nous sommes pas non plus étendu sur les formes et les différents états de la matière organique, nous contentant d'en signaler l'abondance dans la plupàrt de nos fontaines, et de penser qu'elle doit être prise en grande considération dans l'action physiologique et thérapeutique de nos eaux.»

Les détails dans lesquels nous sommes entrés, touchant la composition chimique de ces eaux, prouvent que nous attachons à celles - ci toute l'importance qu'elle mérite et que nous comprenons les indications qu'on en peut tirer au point de vue de la pratique. Nous sommes loin toutefois de nous laisser guider exclusivement par l'existence de tels ou tels éléments, dans telles ou telles proportions. Nous pensons, au contraire, qu'il faut bien plutôt, dans leur action, considérer l'ensemble de tous les éléments et la manière dont ils sont réunis et agrégés. Les inductions déduites *à priori* de leur présence et de leur degré doivent surtout être sanctionnés par une observation clinique rigoureuse, basée sur la différence des tempéraments, des constitutions, des idiosyncrasies, car de cette observation, en définitive, dépend l'appréciation exacte des effets curateurs de chaque source et de chaque localité thermale.

CHAPITRE V

Des sources, de leur situation. — Description des établissements. — Leurs installations balnéaires.

PREMIER GROUPE. — ÉTABLISSEMENTS DE L'EST

Les sources de Cauterets ne sont ni moins anciennement connues ni moins célèbres que toutes celles des Pyrénées, ainsi que l'attestent les fontaines qui portent le nom de César et celle du Roi ou des Espagnols, qui prit, dit-on, ce nom de la guérison qu'y trouva Sanche Abarca, premier roi d'Aragon. Elles furent longtemps le rendez-vous de la spirituelle reine de Navarre et de sa suite. C'est en 945 que Raymond, comte de Bigorre, en confirma la donation faite par Charlemagne aux moines de Saint-Savin, à la charge d'y construire une église à saint Martin et des logements pour les malades, qui ont longtemps porté le nom de Cabanes-des-Pères (1).

Mais qu'avons-nous besoin, pour établir leurs vertus, de remonter si loin et d'invoquer un patronnage plus ou moins illustre ? Les faits actuels parlent assez haut ; les cures merveilleuses opérées chaque année

---

(1) M. V. Chauseuque. *Les Pyrénées.*

sous les yeux de tous, l'affluence toujours croissante des malades les affirment mieux que le caprice des grands ou les entraînements de la mode. Peu de localités possèdent des sources aussi abondantes, aussi variées, aussi bien appropriées à certains groupes de maladies dont nous parlerons à la fin de ce livre. On n'en compte pas moins de vingt-deux, réparties en deux groupes distincts, donnant un débit de quinze cent mille litres par jour, et alimentant onze établissements. Dans ces établissements, on a réuni toutes les installations consacrées par l'art médical moderne, ce qui fait que Cauterets est et restera une des stations thermales de l'Europe les plus utiles et par suite les plus fréquentées.

Nous commencerons la description des établissements par ceux de l'Est.

1° César-Vieux.

La source de César est une des plus anciennement exploitées. On voit encore, au-dessus des établissements actuels, tout près de l'endroit où fut érigée la première chapelle de Cauterets, alors composé de quelques chétives maisons bâties autour de ces sources, des vestiges de constructions anciennes, des traces de murs et une sorte de niche cintrée au milieu de laquelle débouchait un tuyau.

Plus bas et un peu à droite, sont les restes du premier établissement de Pauze-Vieux, jadis appelé Cabane-des-Pères, consistant en un hangar consacré au remplissage des bouteilles avec l'eau de César, dont il s'expédie chaque année des quantités considérables. C'est encore là que vont toujours boire bon nombre de malades et surtout des gens du pays et des contrées voisines qui, par habitude ou par préjugé, la préfèrent à l'eau de la même source alimentant, avec les Espagnols et Pauze-Vieux, une élégante buvette vitrée construite un peu plus bas contre le nouvel établissement de Pauze-Vieux.

Les eaux de César, accrues par des fouilles exécutées avec une rare intelligence par M. l'ingénieur François, et captées avec le plus grand soin dans des galeries souterraines, étaient autrefois divisés en trois parties, une première réservée à l'exportation et aux buvettes dont il vient d'être question, une seconde alimentant la moitié gauche de l'établissement actuel de Pauze-Vieux, la troisième conduite avec l'eau des Espagnols, mais séparément, dans Cauterets, au grand établissement des Thermes. Depuis la saison de 1857, Pauze-Vieux n'est plus alimenté que par la source dont il porte le nom. et l'eau de César qui y était employée a été ajoutée à la portion primitivement affectée aux Thermes pour suffire à l'énorme consommation de ceux-ci.

2° *Pauze-Vieux.*

Le Pauze-Vieux actuel est un charmant petit établissement, construit en 1852 et 53, à 10 mètres au-dessous et un peu à droite de l'ancien, à environ 100 mètres au-dessus des Thermes. Un joli vestibule, éclairé par cinq grandes ouvertures vitrées à arcades, sert de salle d'attente et donne accès aux cabinets, au nombre de douze, séparés au milieu par une élégante buvette en marbre noir à un robinet.

La température à la buvette est de 42 degrés et demi ; à la source, elle est de 40 degrés.

Les cabinets sont parfaitement disposés et les baignoires sont toutes en marbre poli, munies d'une douche ascendante et pourvues de trois robinets, un d'eau minérale à la température de la source, un de la même eau refroidie, et un troisième d'eau froide ordinaire ; elles se remplissent par le fond. Il s'y trouve aussi deux cabinets de douches, précédés d'un vestiaire.

En avant de l'établissement est une terrasse d'où la vue s'étend sur Cauterets et son bassin, sur la masse énorme du Monné, sur les vallons de Cambasque et de Catarrabes, et se perd dans les sinuosités de la gorge.

Buvette du Pavillon. — C'est au-dessus de l'établissement, contre le pignon nord, qu'est situé le pavillon vitré et dallé servant de buvette pour les sources de César et de Pauze-Vieux.

3° *Pauze-Nouveau.*

Pauze-Nouveau est un établissement particulier. Quoique d'une apparence moins flatteuse que son voisin, à gauche et un peu au-dessus duquel il est situé, il n'est pas moins fréquenté et renommé, à cause de quelques propriétés spéciales dont nous parlerons plus tard. Il est d'ailleurs tenu avec le plus grand soin et les moyens de traitement y sont perfectionnés chaque année.

Cet établissement fut construit une première fois en 1816, mais par une inconcevable légèreté, l'édifice fut placé sur un plan plus élevé que le point d'émergence de l'eau, de sorte qu'il fallut établir une machine pour élever celle-ci et la conduire au lieu d'emploi; ce qui ne se faisait pas sans une notable altération. Aussi dut-on se décider à réparer cette faute, et en 1843 on fit la construction actuelle ; ce qui donne aux douches une chute suffisante et toute la puissance d'action désirable.

On pénètre par un grand vestibule dans une longue galerie largement éclairée, sur laquelle s'ouvrent les cabinets. Ceux-ci sont un peu sombres, mais très-propres et commodes, pourvus de baignoires en marbre. Ils sont au nombre de dix. On trouve aussi dans le bâtiment une buvette et deux cabinets de douche précédés d'un vestiaire.

On arrive aux établissements que nous venons de décrire par une rampe très-large et bien entretenue, qui commence sur la place des Thermes. Un embranchement partant du coude que fait la rampe vers son milieu et la continuant pour ainsi dire vers le sud, rejoint la grande route au pont de la Raillère et met ainsi en communication par une pente douce les sources de l'Est avec celles du Sud.

4° *César et les Espagnols, ou les Thermes.*

Le grand établissement des Thermes, situé au centre

même de Cauterets, reçoit les eaux de César et des Espagnols. Ces eaux ont leurs griffons à une centaine de mètres plus haut dans les galeries creusées en arrière et au-dessus de Pauze. Elles en sont descendues dans des conduits séparés, renfermés eux-mêmes dans l'aqueduc en pierres recouvert d'ardoises qui part du pied de la terrasse de Pauze.

Cette question de la descente des eaux fut longtemps agitée, car si leur haute température permettait de tenter cette descente, en vue de les mettre plus à la portée des baigneurs, on devait craindre d'autre part que, malgré les précautions prises pour une telle opération, leur composition et par suite leurs effets n'en fussent fâcheusement modifiés. L'expérience pouvant seule trancher la question, on se décida en 1834 à faire un essai sur les eaux des Espagnols. On construisit alors, presque dans l'emplacement occupé aujourd'hui par l'établissement, des barraques en planches munies d'une dizaine de baignoires qui fonctionnèrent pendant près de dix ans et justifièrent complétement la mesure. Aussi, dès 1840, entreprit-on la construction des Thermes actuels, qui furent terminés en 1844, et l'on adjoignit alors à la source des Espagnols qui avait servi à l'expérience une partie de celle de César. Celle-ci s'est augmentée d'une source, découverte il y a une quinzaine d'années, appelée la *Sulfureuse nouvelle.*

L'édifice a un aspect assez imposant : le fronton, triangulaire, est soutenu par de fortes colonnes de marbre ; un large escalier, également de marbre, mène, en se dédoublant à droite et à gauche sous deux spacieuses et larges galeries adossées l'une à l'autre et communiquant entre elles entre les deux volées de l'escalier. La galerie de droite est affectée à la source des Espagnols, celle de gauche à la source de César. Chacune d'elles présente à l'entrée un pavillon, destiné à gauche au chauffage du linge, à droite aux usages du médecin inspecteur ; elles sont limitées toutes deux sur les côtés par des cabinets de bains et de petites douches ; au fond, on rencontre des cabinets pour bains de pieds et grandes douches. Les douches offrent une force de percussion graduée à volonté, mais qui peut atteindre une puissance qu'on ne trouve dans aucune autre station, à cause de la distance de cent mètres qui sépare en hauteur l'émergence de la source et l'établissement.

L'adossement des deux galeries est surmonté par un étage intérieur dans lequel sont les salles d'inhalation et de pulvérisation pour les dames ; on y monte par un élégant escalier à deux volées, sous lequel est installée la buvette.

La salle de pulvérisation pour les hommes se trouve au-dessus du séchoir, au commencement de la galerie gauche.

Des réservoirs parfaitement disposés dans les combles et autour de l'édifice, destinés aux eaux thermales maintenues à leur température par un écoulement constant, à ces mêmes eaux refroidies et à de l'eau froide ordinaire, fournissent à tous les besoins par des tuyaux appropriés.

Comme on le voit, tout a été combiné de manière à rendre aussi complets que possible les divers modes d'administration des eaux et à donner à leur application la plus grande perfection. Pourtant le dernier mot n'est pas dit et nous verrons, dans le chapitre relatif à l'association médicale, quelles sont les améliorations qui ont été demandées par elles.

5° *Établissement du Rocher et de Rieumiset.*

Cet établissement, adossé à un bois, est situé à l'entrée du Parc, dans le haut d'une prairie qu'on a convertie en garenne. Il avait été construit autrefois plus haut ; mais son insuffisance d'alors l'a fait reconstruire où il est, et tel qu'il est aujourd'hui. Il est remarquable par son élégance. Il consiste en une très-belle galerie, largement éclairée, des extrémités de laquelle partent deux galeries latérales. Il contient une buvette avec des gargarisoirs, vingt-trois cabinets de bains, deux cabinets pour bains de siége à eau courante avec douches vaginales, un cabinet pour douches rectales et deux cabinets de grandes douches à faible pression.

Deux sources alimentent cet établissement : la source du Rocher, dont la dégénérescence est incomplète, la source de Rieumiset tout à fait dégénérée.

DEUXIÈME GROUPE : ÉTABLISSEMENT DE L'OUEST

Établissement de la Raillère.

La Raillère, rivale des Eaux-Bonnes, source reine des Pyrénées, comme l'appelle le docteur Camus, est la plus précieuse et la plus fréquentée de Cauterets, à cause de la proportion et de la combinaison de ses principes minéralisateurs si admirablement appropriés aux affections variées qui, chaque année, y trouvent leur guérison, et de sa température qui, étant en harmonie parfaite avec celle du corps, permet de l'employer telle qu'elle a été préparée par la nature.

L'eau de cette source, d'une abondance telle qu'elle suffit chaque jour au besoin de trente baignoires, et cela pendant quatorze heures, sans compter toute celle qui se consomme en boisson, en gargarismes, en eau embouteillée, est limpide, incolore, très-onctueuse par la quantité de matière organique qu'elle contient et sa grande alcalinité, d'une saveur franchement hépatique, avec l'odeur propre aux eaux sulfuré-sodiques.

Chaque année, des améliorations sont faites à cet établissement, qui devient insuffisant à cause de l'accroissement du nombre des baigneurs. En voyant aujourd'hui la vaste et longue terrasse qui le précède avec son joli pavillon vitré, la belle galerie où l'on est marbre. Mais ce n'est véritablement qu'en 1817 que, la si bien pour attendre l'heure du bain, l'élégante buvette qui en décore le centre et qu'assiège une foule sans cesse renaissante, les cabinets à double compartiment qui règnent dans toute sa longueur, on se figure difficilement que, il y a à peine 75 ans, quoique la découverte et la fréquentation de la source datent de 1600, il n'y avait là qu'un amas confus de roches granitiques tombées des hauteurs voisines, comme on en voit encore plus loin. C'était au-dessous des plus gros de ces blocs que venait sourdre l'eau, qui était reçue, dans un petit bassin, recouvert d'une sorte de retable en maçonnerie d'environ un mètre et fermé en avant par une pierre percée de deux trous, par lesquels passaient deux canons de fusil servant de conduits et constituant la buvette d'alors.

Les premiers bains furent établis au sud de ce bassin dans cinq ou six barraques contenant chacune deux baignoires en bois enfoncées dans le sol. L'eau s'y rendait par des conduits également en bois et à découvert. Pour tempérer ces bains, on faisait refroidir l'eau des cuves voisines et on l'y puisait avec des seaux pour la porter dans les baignoires. Ces barraques étant bientôt devenues insuffisantes, les fermiers en firent construire quelques autres en avant, dans la route même. Enfin plus tard on entreprit les premiers travaux d'un établissement réel, en élevant, en avant de la source, un pavillon en pierres, qui renfermait un réservoir pour l'eau et quatre baignoires en concession de ces eaux ayant été faite à M. Fèche, de Bayonne, on commença l'établissement actuel par la coustruction de l'ai e gauche. Bientôt le pavillon lui-même disparut pour faire place aux cabinets du centre, et enfin, de 1826 à 1828, on compléta l'édifice par la bâtisse de l'aile droite.

Ces thermes représentent un long parallélogramme rectangulaire, d'un style simple, mais non dépourvu de grâce, construit sur une belle et large terrasse de 90 mètres de longueur, qui domine le cours du Gave et d'où l'on voit, d'un côté, les belles cascades et l'entrée du val de Lutour, de l'autre le bassin de Cauterets avec ses prés, ses bois et ses montagnes. De la terrasse on pénètre par les extrémités et par le centre dans la galerie dont nous avons parlé, parfaitement dallée et largement éclairée par de grandes fenêtres vitrées. Au centre est la buvette et sur toute la longueur s'étendent les cabinets au nombre de vingt-neuf, divisés en aile gauche, en centre et en aile droite. Tous sont spacieux, précédés d'un petit vestibule et pourvus d'une belle baignoire en marbre poli, garnie de deux robinets qui introduisent l'eau par le fond, et munie dans les numéros 9, 14, 20 et 21 d'un petit appareil pour les douches vaginales. Il n'existe aucune autre espèce de douche dans l'établissement.

Des chauffoirs pour le linge, vastes et commodes, sont placés à chaque extrémité, et en dehors sont toutes les dépendances nécessaires, entre autres une écurie pour les chevaux du haras de Tarbes qui, tous les ans, viennent se guérir de bronchites chroniques compliquées de diarrhée et de pertes séminales, en buvant avidement l'eau de la Raillère. Enfin, en 1857, on a élevé au centre de la terrasse et en face de la buvette un fort joli pavillon vitré d'une grande commodité pour les malades, à qui l'eau sulfureuse est prescrite en gargarismes et qui la rejettent dans une rigole en marbre constamment lavée par un courant d'eau.

On a reproché à la Raillère sa distance de Cauterets, qui est de 1800 mètres en suivant les contours de la route et d'un kilomètre seulement en ligne droite. Cette distance à parcourir est loin d'être un inconvénient pour une partie des malades, non encore affaiblis par des maladies chroniques avancées, et leur fournit au contraire l'occasion d'un exercice favorable à l'action des eaux. Nous disons l'occasion et non pas la nécessité, car un service d'omnibus, parfaitement établi et réglé, mais un peu cher, parcourt incessamment une route soigneusement entretenue et arrosée, dont les courbes se terminent par un charmant circuit à l'entrée même de la terrasse ; ceux que la voiture incommode ont de plus la ressource de chaises à porteur. L'ancien chemin élargi, qui du pont de Benquès mène en ligne droite et raccourcit beaucoup le trajet, est pris de préférence par les personnes à pied.

Il serait fort à désirer que, à partir du pont, ce chemin fût exhaussé (la quantité de blocs de granit qui encombrent les bords du Gave rendrait ce travail facile et peu dispendieux), de manière à former une pente uniforme entre le pont et le point d'intersection de la route nouvelle, ce qui la ferait presque insensible ; que des marches en nombre suffisant, à l'entrée de la seconde portion, entre cette route et l'établissement, diminuassent ce qu'elle a de trop raide en ce point ; que des arbres plantés sur les côtés en fissent une avenue et qu'elle fût interdite aux cavaliers. Ce ne serait pas seulement un agrément, mais bien un immense service rendu à la foule qui, tout le jour, parcourt ce chemin, tant pour venir à la Raillère que pour aller aux autres sources du sud, et surtout à la fontaine tant aimée de Mauhourat.

D'ailleurs le reproche quant à la distance subsiste tout entier pour les malades exténués et pauvres qui redoutent à la fois la fatigue et la dépense de voiture. Nous dirons plus loin, à l'occasion des travaux de l'association médicale de Cauterets, quels sont les avis qu'elle a transmis à la compagnie et à l'autorité au sujet des différentes sources éloignées de la ville.

TROISIÈME GROUPE : ÉTABLISSEMENTS DU SUD.

1º *Petit-St-Sauveur*.

A deux cent cinquante mètres au-delà de la Raillère, on franchit le Gave sur une passerelle et, à cent mètres plus loin sur la gauche, on trouve le Petit-Saint-Sauveur, établissement particulier qui vient d'être rebâti entièrement et dans de plus vastes proportions. Il est très-recherché à cause des propriétés calmantes de son eau, qui rappelle celle de la source de Saint-Sauveur-de-Luz, dont on lui a, pour cela, donné le nom, en lui faisant perdre celui de l'ancien propriétaire Plaa. Cette source n'a commencé à être exploitée que vers 1805. Il n'y eut d'abord, comme partout à l'origine, qu'une barraque en planches, avec quatre baignoires en bois. C'est en 1814, puis en 1818, qu'on construisit l'ancien établissement, maintenant disparu.

Dans le bâtiment actuel, on trouve dix-sept cabinets de bain, deux cabinets de douches locales pour dames.

2º *Le Pré*.

Un peu plus loin et sur le bord même du Gave, on rencontre l'établissement du Pré. La construction et son apparence sont des plus simples ; toutefois l'édifice est assez bien entretenu et la plus grande propreté y est observée. Les cabinets y sont bien disposés et pour la plupart pourvus de baignoires en marbre. Il y en a dix-sept.

Deux sont consacrés à la douche chaude descendante ; ils communiquent avec le cabinet de bains voisin, pour la commodité de ceux qui allient les deux modes de traitement.

L'eau de la source est un peu âpre, sans doute à cause de la petite quantité de glairine qui s'y trouve, d'où la remarque de M. Camus que le carbonate alcalin n'est pas la cause unique de l'onctuosité de nos eaux. Sa saveur, un peu styptique, la rapproche de celle de Luchon, ce qui fait que notre confrère se demande si c'est parce qu'elle contient de l'alumine comme celle-ci, ou bien si cette particularité provient de la moindre quantité de glairine qui laisserait alors les autres éléments agir plus à nu (1).

Il y a une buvette dans l'établissement.

« C'était autrefois et c'est encore de nos jours, au printemps et à l'automne, la source préférée des Espagnols qui passent les monts pour venir à Cauterets se débarrasser de leurs dermatoses, de leurs affections gastriques et rhumatismales. Ils y font ce qu'ils appellent une neuvaine, c'est-à-dire qu'ils y restent neuf jours pendant lesquels, après un bain tempéré pour se préparer, ils boivent de six à huit verres de l'eau de Mauhourat et prennent au Pré, avec ou sans douche,

---

(1) Dr Camus : ouvrage cité, page 105.

deux bains par jour à la température naturelle de l'eau, qu'ils supportent pendant près d'une demi-heure. En sortant du bain, où l'on conçoit difficilement que tous indistinctement puissent séjourner tant et si impunément, puisque la température en est de 47 degrés, ils s'enveloppent d'une couverture de laine, et, assis sur un tabouret dans le cabinet même, ils complètent l'effet du bain par une sudation si abondante que le sol en est inondé. Ils s'habillent alors et, après quelques instants de repos dans la galerie, ils s'entourent d'une autre couverture en guise de manteau ; ainsi drapés en vrais *hidalgos*, ils regagnent gravement leur logis. La neuvaine finie, ils retournent au pays, déjà soulagés et sans doute bientôt guéris, à en juger par les imitateurs aussi nombreux qui leur succèdent d'année en année, les mêmes ayant rarement besoin d'y revenir. Il faut la constitution particulière à ces rudes et sobres habitants des campagnes d'outre-monts pour supporter un tel traitement que nous osons à peine essayer, pendant quelques instants, sur quelques-uns des nôtres, même en les entourant de toutes les précautions que les autres négligent complétement (1). »

3° *Mauhourat.*

Autrefois Mauhourat n'était, comme son appellation l'indique, qu'un mauvais trou, ouvert

---

(1) Dʳ. Gouët : Des eaux minérales de Cauterets, 1857, p. 48.

sur le Gave qui le couvrait dans ses crues, et l'on n'y arrivait que par en dessus en se laissant glisser sur des poutres, au risque de se précipiter dans le torrent. Aujourd'hui, on brave la furie de celui-ci derrière un parapet solide et l'on peut admirer, avant d'entrer dans la grotte, la jolie cascade de Mauhourat. Dans la grotte sont des bancs grossiers en bois ; l'entrée en est fermée par des planches mal jointes, et au fond coule incessamment la source dans un petit canal en bois où l'on puise l'eau.

4° *Les Yeux*

La source des Yeux est un petit filet d'eau qui cou'e le long du rocher d'abord, et plus bas ensuite dans une rigole qu'elle tapisse des dépôts de la matière organique qu'elle charrie. Elle est immédiatement derrière la grotte de Mauhourat.

Buvette de Mauhourat.

Dans une construction provisoirement établie de l'autre côté du Gave, près du pont de Benquès, cette buvette reçoit l'eau de la source de Mauhourat et celle des OEufs. Après la Raillère, c'est la buvette la plus fréquentée. Sa légèreté, le chlorure de sodium qu'elle contient sont cause que, outre ses propriétés curatives spéciales, elle est ordonnée comme correctif de l'eau de la Raillère, plus alcaline et plus riche en glairine, par conséquent assez pénible à digérer pour certains estomacs.

5° *Établissement du Bois.*

C'est la plus éloignée et la plus élevée des sources du sud. Longtemps elle fut exploitée dans une bien chétive cabane, mais enfin les cures remarquables qui s'y opéraient déterminèrent à y construire le joli petit établissement qui, de sa position élevée, domine la vallée et que, en débouchant de la Raillère, on aperçoit gracieusement perché au milieu des masses tourmentées et boisées qui l'entourent.

Une large terrasse précède l'édifice, dans lequel on entre par une galerie à cinq grandes ouvertures en arcades, qui règne sur toute la longueur. On y trouve deux petites piscines, quatre cabinets de bains et cinq appareils de douches, deux dans les salles de piscine et trois dans des cabinets de bains. La pression de ces douches est insuffisante.

L'établissement doit être reconstruit entre Mauhourat et le pont de Benquès.

6° *Établissement des Œufs.*

A quelques mètres de la source de Mauhourat, on quitte la route (qui tourne à gauche pour monter au Bois) et on arrive à la source des Œufs, abondante et chaude, qui donne six cent mille litres d'eau par vingt-quatre heures. Nous aurions dû en parler après celle de Mauhourat en ne considérant que son point d'émergence ; mais nous avons cru préférable d'en entretenir nos lecteurs après tout le groupe des établissements du sud, puisqu'elle est utilisée dans un édifice situé auprès de la ville.

Nous avons déjà dit, en parlant de Cauterets, que le grand Casino se trouve dans cet établissement, nous n'y reviendrons pas ; il ne convient de parler à cette place que de la partie du bâtiment consacré à la thérapeutique minérale.

Ce splendide et imposant édifice, commencé en 1867, a été achevé complètement en juillet 1869. Il est situé dans la vallée de Séquès, au pied du Cambasque et reçoit les eaux de la source des *Œufs*, ainsi nommée à cause de son odeur d'œufs couvis. Il est entouré par un square magnifique, récemment planté. L'établissement forme un rectangle de 40^m de façade sur 42^m de profondeur, comprenant quatre corps de bâtiments, entre lesquels se trouve une cour qui va être transformée en jardin anglais.

Le rez-de-chaussée tout entier est occupé par les installations balnéaires.

On y accède par un large perron, au sommet duquel s'ouvre la porte d'entrée, entre des colonnes supportant un balcon. La galerie d'entrée communique directement avec deux galeries latérales et contient les chauffoirs et les cabinets de l'Inspecteur et de l'Administration. En face de la porte d'entrée se trouve un grand escalier à double rampe conduisant aux salles du Casino.

Les galeries latérales contiennent de nombreuses

salles de bains, précédées d'un cabinet de toilette. Au fond de la galerie nord, il y a une chambre de massage qui fait le pendant à une petite piscine située au bout de la galerie sud.

Le quatrième côté du bâtiment contient une vaste piscine et deux services hydrothérapiques complets et symétriques. La piscine, la plus grande de l'Europe, occupe une salle de 26^m et demi de longueur, sur 10^m 80^c de largeur et 6^m de hauteur. Elle est entourée de vingt-six cabinets vestiaires. — L'eau y est constamment renouvelée et les baigneurs peuvent s'y plonger, sans crainte de la malpropreté. Les deux services d'hydrothérapie contiennent des appareils pour douches de toutes sortes. A côté de chaque service se trouve une salle de repos.

Sous les bas-côtés existent des caves et des caveaux, ainsi qu'un canal voûté qui circule sous le bâtiment et reçoit les trop-pleins et les eaux de vidange.

Étage. — Au-dessus des galeries, sont des locaux mansardés contenant les lingeries, des logements d'employés, le logement du Directeur du Casino.

Le centre de l'étage est occupé par une galerie de lecture. La partie sud constitue la salle des concerts et de spectacle, qui peut contenir au moins 580 personnes; elle communique avec l'antichambre sud et la salle de lecture par quatre portes très-vastes. La partie nord contient une belle salle de billard et un salon de jeu : l'ampleur des communications réservées entre ces diverses pièces en rend l'accès des plus faciles.

Au-dessus du Casino, les combles ont été disposés en vastes greniers qui servent de séchoirs.

Ce colossal bâtiment a été construit par un architecte habile de Bordeaux, M. Charles Durand. C'est une œuvre bien conçue et bien exécutée : l'extérieur a un aspect véritablement monumental, et l'on peut dire qu'il était impossible de mieux tirer parti de l'espace intérieur. Les matières premières ont été prices dans le pays : la pierre de taille qui a été employée est une sorte de marbre venant de Lourdes ; les moëllons de granit proviennent des montagnes de Cauterets ; les planches ont été faites avec le sapin des forêts situées au-dessus du Limaçon, MM. Péan, Paul Laborde, Compan, E. Labarbe, tous de Bordeaux, ont fourni : le premier la menuiserie, le second la plomberie et les robinets, le troisième la ferronnerie, le dernier les appareils hydrothérapiques. Les baignoires et le dallage, qui sont en marbre, proviennent des ateliers de M. Géruzet, de Bagnères-de-Bigorre. C'est M. Mecerra, architecte, qui a conduit les travaux.

L'ensemble a coûté une somme ronde de 750,000 fr.

Alimentation de l'établissement. — L'établissement reçoit de l'eau froide naturelle prise au Gave, à 600^m en amont, de l'eau sulfureuse chaude qui vient de la source des Œufs, captée à une demi-heure plus haut dans la montagne, et de l'eau sulfureuse froide obtenue par la dérivation d'un filet d'eau chaude qui circule dans un manchon et s'y mêle à un courant d'eau froide. Les conduits en plomb qui portent ces trois

sortes d'eau dans le bâtiment, passent, enveloppés
d'un coffrage en bois, dans un viaduc aboutissant à la
partie supérieure des deux pavillons d'hydrothérapie.
Ces courants d'eau exercent une pression de $2^m 50^c$
en hauteur, sans parler de la hauteur du point de pro-
venance et de la rapidité de leur course ini-
tiale.

Des tuyaux savamment disposés permettent de régler comme on l'entend la température de l'eau dans
tous les appareils.

CHAPITRE VI

Action physiologique et pathogénétique des eaux de Cauterets.

LES EAUX MINÉRALES ONT UNE ACTION RÉELLE EN DEHORS DE TOUTE INFLUENCE.

De tous temps, les eaux minérales ont joui d'une immense vogue et ont été le point de mire des critiques les plus malveillantes, non seulement dans le monde des ignorants et des personnes instruites, étrangères à la médecine, mais encore dans le monde médical.

D'un côté, la masse du peuple se précipitait vers les sources bienfaisantes, de l'autre des hommes spéciaux de l'art médical cherchaient à jeter sur les sources un discrédit complet. Il faut à la fois éviter ces deux excès. Si l'on veut que les eaux minérales ne soient pas, comme tant d'autres choses, un objet d'engouement ou de répulsion, il faut d'abord les étudier, s'en rendre un compte aussi exact que possible, en montrer les vertus curatives sans exagération, indiquer nettement leurs indications précises, afin qu'on n'envoie pas, par exemple, à une station d'eaux alcalines des malades qui auraient dû être dirigés vers des stations d'eaux sulfureuses ; on ne doit se laisser décourager ni par des insuccès constatés dans des cas où la maladie est incurable, ni se laisser enthousiasmer par des guérisons qui se seraient peut-être produites en dehors de l'action des eaux.

Des auteurs ont écrit et, à leur suite, un grand nombre de coryphées sans valeur ont répété que ce qui agit le plus dans un traitement hydro-minéral, ce n'est pas l'eau, mais l'ensemble des conditions accessoires, telles que l'abandon temporaire d'une vie active, laborieuse, pleine de préocupations, les distractions inhé-rentes aux stations qui sont transformées en véritables colonies par un grand concours de baigneurs, l'influence de l'air pur qu'on respire dans ces lieux élevés, l'action d'une gymnastique quotidienne, l'appétence pour des mets nouveaux, etc.

Nous sommes loin de nier l'avantage que toutes les conditions particulières sont susceptibles de procurer aux malades ; mais nous avons le devoir de dire que quelquefois elles sont, prises isolément ou dans leur ensemble, des causes d'insuccès. Nous avons vu, notamment, à l'occasion de la diarrhée pyrénéenne, que l'augmentation subite de l'appétit peut être une cause d'indigestion, parce que l'estomac n'est pas prêt à supporter et à digérer une abondance inusitée d'aliments ; que l'air vif et frais de la montagne produit, chez les personnes impressionnables et chez celles qui n'ont pas la précaution de se vêtir suffisamment, des refroidissements pouvant aboutir à des dérangements intestinaux ou à des maladies de l'appareil respiratoire ; certaines personnes, habituées à de grandes affaires ou à des travaux qui occupent fortement l'esprit, se trou-

vent tout d'un coup trop désœuvrées, et, temporaire-
ment, en proie à une excitation sans objet, qui nuit
singulièrement à leur cure ; tel individu, accoutumé au
repos physique imposé par la vie de bureau, contracte
des courbatures à la suite des promenades ou excursions faites les premiers jours ; tel autre, éloigné de
ses parents et de ses amis, est sous le coup de la nos-
talgie au milieu de la foule des inconnus : circonstances qui ne sont guère favorables à un traitement sérieux
et qui demande le calme de l'esprit en même temps
qu'une hygiène méthodique du corps.

Croit-on que depuis tant de siècles, les populations
de toutes les contrées, sous le charme d'une illusion
dépassant le sommeil de la Belle-au-Bois dormant et
conduites par une main invisible, auraient continué
de quitter famille, pays, affaires, pour faire de longs et
coûteux pélerinages, si les eaux n'avaient aucune vertu
curative ; croit-on qu'il n'eût pas été plus simple pour
elles de se rendre dans des régions rapprochées où elles
auraient pu facilement trouver toutes les conditions
accessoires énumérées plus haut ?

Les eaux minérales ont leur action propre et cette
action est indéniable ; mais, s'il reste encore des incré-
dules dans ce sens, il faut avouer qu'il est des enthousiastes qui vont trop loin. Dans leur foi aveugle, des
admirateurs passionnés, s'appuyant sur les travaux de
la chimie moderne qui a découvert dans chaque source
des principes minéraux plus ou moins nombreux en
des proportions très diverses, ont voulu refaire de tou-

tes pièces, par voie de recomposition, l'œuvre de la nature, et ils ont vanté des eaux artificielles fabriquées avec de l'eau de fontaine prise n'importe où et avec la substance chimique qui leur avait paru être la plus influente dans la source qu'ils voulaient imiter.

Ils ont tout simplement fait acte d'impuissance, puisque la plupart de ces liquides, insuffisantes et grossières imitations, ont la spécialité de n'avoir que peu d'action ou d'accentuer davantage les maladies contre lesquelles on les emploie : l'eau de seltz artificielle au siphon, par exemple, aggrave tous les jours bien des gastralgies qu'elle avait semblé améliorer au début, et rend gastralgiques des gens qui avaient un bon estomac, mais qui se complaisent à éprouver dans leur bouche l'impression agréable d'une eau chargée de bulles de gaz.

Nous préférons de beaucoup la pratique des médecins qui ordonnent à leurs malades des eaux naturelles transportées, parce qu'elle est rationnelle. Ceux de nos confrères qui croient à la puissance curative des sources sont logiques en prescrivant ce mode de traitement. Ils savent très bien que leurs malades déjà soignés aux stations minérales sont revenus avec la guérison ou de l'amélioration et qu'on peut continuer les effets ou affirmer les résultats d'une ou plusieurs saisons passées auprès des sources, en ordonnant encore ces eaux naturelles à domicile. Ils sont conséquents avec eux-mêmes et ils font de la médecine pratique.

ACTION PHYSIOLOGIQUE DES EAUX DE CAUTERETS
EMPLOYÉES A L'INTÉRIEUR.

Les eaux sulfureuses ont sur l'homme en santé deux actions différentes : l'une *physiologique* qui met en jeu et accroît les puissances fonctionnelles du corps, l'autre *pathogénétique* qui pousse l'excitation à son summum et produit des effets simulant une maladie, produisant même une maladie générale, la *fièvre thermale* ou des affections localisées.

Ces deux actions se font suite en quelque sorte et il est des cas où il serait bien difficile de dire quelle est celle des deux qu'on observe, quelle est en un mot la limite précise qui les sépare. Nous allons examiner d'abord l'action physiologique de nos sources. Pour cela, il suffit de passer en revue les effets produits sur les fonctions de la vie nutritive et de la vie de relation par l'eau prise en boisson et par l'eau administrée extérieurement.

Absorption et Digestion.

L'eau étant ingérée par la bouche et passant par le canal alimentaire, il est tout naturel d'examiner d'abord ses effets sur le tube digestif.

Les eaux de Cauterets sont facilement absorbées sur leur trajet par nos tissus, et la surcharge de liquide absorbé est expulsée par les émonctoires naturels et et par la peau.

Ces eaux tiennent en dissolution des substances cristallisables, par conséquent elles sont facilement absorbées par nos tissus, dont les liquides contiennent des substances colloïdes. Mais les eaux de la Raillère, du Rocher et du Petit-Saint-Sauveur, dans lesquelles on trouve des quantités assez grandes de glairine, substance colloïde, sont plus difficilement absorbées que celles de César, des Œufs, des Espagnols et surtout de Mauhourat.

Les eaux sont d'autant plus faciles à supporter que leur densité est moindre, c'est encore une loi de l'endormose qui nous en donne l'explication, puisque l'eau ingérée a une densité inférieure à celle du sang ; en particulier l'eau de toutes nos sources excitantes (César, les Espagnols, Mauhourat et les Œufs) est dans ce cas, tandis que l'eau du Petit-Saint-Sauveur et celle du Rocher sont plus indigestes.

Les eaux sont d'autant plus faciles à supporter que les sels qui les minéralisent sont plus solubles, toujours par raison endosmotique : les eaux de Mauhourat et des Œufs sont plus faciles à absorber que celles de César et des Espagnols, parce qu'elles contiennent du silicate de soude, élément minéral plus soluble que le silicate de chaux qui domine dans ces deux dernières sources.

L'eau que l'on boit n'est pas seulement absorbée par les tissus dans le trajet qu'elle parcourt ; une autre portion, celle que la saturation de ces tissus laisse libre, traverse le canal alimentaire en se mêlant aux résidus de la digestion. Cette eau est d'autant plus digestive, c'est-à-dire fait dans l'estomac un séjour d'autant moins prolongé, que cet organe est plus excité par les qualités des liquides : c'est ainsi que l'eau de Mauhourat reste peu dans l'estomac à cause du sel marin qu'elle contient et qu'on la donne pour cette raison comme correctif de l'eau de la Raillère, dont les éléments minéraux exercent sur la muqueuse gastrique une excitation moindre.

Toutes les conditions précédentes étant égales d'ailleurs, l'eau est d'autant mieux digérée qu'elle contient moins de résidus organiques. L'eau du Rocher, source dégénérée qui contient des matières organiques altérées, produit des indigestions et même des diarrhées sérieuses quand on en boit beaucoup, tandis que l'eau de Mauhourat qui est privée de ces éléments, est d'une digestion facile.

Quoi qu'il en soit aux points de vue de l'absorption interstitielle et de la digestibilité de ces eaux, elles ont une action excitante locale qui congestionne les vaisseaux capillaires de la bouche, augmente l'appétit, tonifie le tube digestif, et rend la nutrition plus active et plus complète.

Circulation.

Voyons maintenant la circulation. Le sang est-il modifié par l'absorption des eaux ? Il est évident qu'il y a absorption des éléments minéralisateurs de l'eau ingéréé et absorbée, mais ces éléments ne séjournent que peu dans la masse des liquides du corps humain, puisque la surcharge des parties composantes du sang est éliminée par la peau et les glandes.

Les eaux de Cauterets ont pourtant sur le sang une action chimique qui facilite les phénomènes de la décomposition et de la recomposition ultimes des tissus ; elles ont en même temps sur l'appareil de la circulation une influence excito-motrice qui contracte les vaisseaux capillaires, fait rentrer les matériaux désormais inutiles dans le torrent circulatoire et les porte plus rapidement dans les poumons au contact de l'oxygène de l'air qui doit les changer en sang rouge.

Les eaux agissent d'autant plus sur la circulation qu'elles sont plus chaudes ; il en est de même de toute boisson, même d'une eau de fontaine, quand elle est bue chaude : c'est ainsi que le pouls est accéléré par l'eau de César, des Espagnols, de Mauhourat et des Œufs, dont la température est bien supérieure à celle de notre corps, tandis qu'il est à peine modifié par l'eau de la Raillère, dont la température égale la chaleur humaine.

Respiration.

Nos eaux agissent toutes sur l'appareil respiratoire en le stimulant, en augmentant ses sécrétions et en donnant une plus grande amplitude aux mouvements du thorax ; il semble qu'on respire

avec plus de facilité et plus profondément. La Raillère,
César et les Espagnols agissent surtout dans ce sens ;
Mauhourat, les OEufs et le Pré ont pour ainsi dire
une action plus localisée sur l'appareil des organes de
la digestion. M. le docteur Gigot n'a pas constaté dans
les produits de la respiration la présence d'éléments
sulfureux (1).

Urination.

Toutes nos eaux agissent sur l'appareil urinaire
en augmentant la sécrétion de l'urine et la fré-
quence des mictions ; elles excitent même les reins
et la vessie au point de provoquer l'expulsion de graviers et parfois de petits calculs. La couleur du liquide
est plus foncée qu'en temps ordinaire et même généralement trouble. Nos sources les plus alcalines sont
celles qui agissent le plus sur les organes génito-
urinaires et cela se conçoit si l'on se rappelle l'action
essentiellement diurétique des eaux de Vichy : Mauhourat, les OEufs, César et les Espagnols sont dans ce
cas ; la Raillère et toutes les autres, qui contiennent
le moins d'alcalins, agissent à peine sur les reins et la
vessie.

Chaleur animale.

M. Gigot a constaté que pendant l'usage prolongé
de l'eau de la Raillère la température humaine,

---

(1) Dr Gigot ; Précis sur les eaux minérales de Cauterets.

prise sous l'aisselle a subi une augmentation allant jusqu'à 1 degré 3 dixièmes et que toutes les sources de notre station élèvent à peu près de la même quantité cette température.

Peau.

L'action des eaux sur la peau se produit, au moment de leur ingestion, par de la moiteur ou de la sueur selon la quantité qui en a été bue ; mais, après un certain intervalle, quand le liquide est éliminé du corps, la peau devient, au contraire, chaude, sèche et âpre.

Système nerveux.

L'action sur le système nerveux organique est puissante ; l'excitation locale produite dans les voies digestives exerce sur les nerfs splanchniques une incitation motrice qui amène à sa suite sur le pneumo-gastrique et le grand sympathique des actions réflexes favorables au jeu des fonctions digestive, circulatoire et respiratoire. Ces eaux n'ont aucune influence directe sur les nerfs de la vie de relation.

Comme résumé général de l action physiologyque de nos eaux prises en boisson, nous dirons qu'en facilitant les phénomènes profonds et intimes de la vie, elles procurent au corps le summum des forces agissantes dont il est succeptible et un état de santé et de bien-être général. Nous allons voir quelle influence elles ont par les procédés extérieurs.

ACTION PHYSIOLOGIQUE DES EAUX DE CAUTERETS
DANS LEUR USAGE EXTERNE

Bains.

Les bains d'eau ordinaire agissent différemment sur l'homme, selon qu'ils ont une température égale, supérieure ou inférieure à la sienne ; les eaux minérales sont soumises d'une manière générale à la même loi, mais non pas rigoureusement.

Ainsi un bain ordinaire froid d'une durée normale augmente la masse liquide du corps, qui se débarrasse de cette surcharge par l'urination, et il est suivi d'une réaction à la peau qui donne à cette enveloppe un aspect rouge-violacé ; la réaction, après le bain minéral pris à la mer ou aux sources d'eaux excitantes, est beaucoup plus vive, plus prompte, plus caractérisée. La peau a été excitée par l'élément minéral pendant toute la durée du bain, mais cette excitation locale était contenue, réfrénée par la basse température du bain ; dès que le contact de l'eau froide avec le corps cesse d'exister, l'excitation locale, désormais sans frein, éclate dans toute sa puissance, la peau se congestionne, en prenant la couleur que l'on sait, et il s'y fait une révulsion et même une sudation utilisées par le traitement de certaines maladies.

Dans les bains chauds ordinaires, la température agit en congestionnant de suite la peau, en activant

la circulation, la chaleur animale et la transpiration ;
le corps au lieu d'absorber de l'eau en élimine. L'action minérale des eaux de Cauterets s'ajoute ici à
l'action de la température et ces effets sont plus prononcés.

Les bains froids ou frais de Cauterets sont toniques,
c'est à dire qu'ils excitent lentement et par degrés l'action organique des divers systèmes de l'économie animale et augmentent leurs forces d'une manière
durable. Les bains chauds y sont débilitants comme
ceux d'eau ordinaire, mais leur qualité minérale est un
correctif de leur température ; elle empêche l'énergie
des organes de diminuer autant.

Les bains tempérés, qui sont les plus employés dans
la station, agissent autrement. On sait qu'avec l'eau
ordinaire, ils sont neutres, c'est à dire qu'ils ne
sont ni toniques ni débilitants et qu'on y remarque un
équilibre à peu près juste entre le liquide ambiant et
la masse liquide du corps ; le bain minéral, au contraire, produit immédiatement, aux sources de César
et des Espagnols, par exemple, un certain degré
d'excitation analogue à celle produite par les bains
chauds ; à la Raillère, aux Œufs et au Pré, cette excitation ne se manifeste que vers la fin ou à la sortie
du bain.

A toutes ces sources, les bains tempérés, c'est à dire
variant de 32 à 38 degrés centigrades, donnent une
grande impulsion physiologique aux reins, qui émettent une urine trouble ; procurent à la circulation une

accélération permanente qui augmente la chaleur animale ; rendent la peau plus active au point d'y faire naître des poussés éruptives.

Les demi-bains, très-usités à Cauterets, agissent d'une manière plus localé ; ils congestionnent la peau de la moité inférieure du corps tout en produisant sur l'économie prise dans son ensemble des effets moindres que ceux produits par les bains de totalité ; il s'en suit que la partie supérieure du corps est, au contraire, décongestionnée. En un mot, ces bains agissent comme les ventouses Junod, et font sur le bassin et les membres inférieurs une puissante dérivation qui dégage la poitrine et la tête.

Les bains de pieds à eau courante qui sont administrés aux établissements des Œufs et des Thermes, peuvent, à cause de leur température élevée (43 degrés), amener une grande excitation générale et même de la fièvre ; aussi, a-t on l'habitude de leur assigner une courte durée dans le traitement des maladies pour lesquelles ils sont indiqués.

Douches.

Les douches descendantes agissent diversement selon leur température, leur degré de pression, leur volume, leur direction, la manière dont elles sont administrées et la nature minérale de la source. A Cauterets, les douches ont une action très excitante aux Œufs et aux Thermes, à cause de leur température élevée et de leur pression énorme, tandis que, dans tous les autres établissements, la pression est très faible ; aux Thermes on peut donner des douches en arrosoir obliques, ce qui leur donne une influence plus grande qu'à une douche de même calibre administrée verticalement, puisque l'eau enveloppe et percute une plus grande surface de la peau dans le même temps ; les douches à piston sont plus excitantes que les douches en arrosoir ; les grandes douches plus excitantes que les petites, puisqu'elles exercent une action plus profonde que celles ci en frappant les masses musculaires à travers la peau.

Les douches écossaises, données avec un courant chaud et un courant froid, alternativement, excitent beaucoup plus que les douches ayant une température uniforme. Les douches chaudes amènent les mêmes résultats que les bains chauds, mais plus prolongés ; elles sont d'autant plus excitantes qu'elles sont plus longues. Les douches froides sont d'autant plus excitantes qu'elles sont plus courtes ; prolongées, elles deviennent sédatives. Les douches tempérées sont moins excitantes que les douches chaudes et froides ; elles agissent comme les bains tempérés, mais leur action a une plus grande intensité et une plus longue portée.

Les douches locales sur les pieds, sur la poitrine ou toute autre partie du corps, agissent comme les bains localisés, mais plus énergiquement.

Toutes choses égales d'ailleurs, les sources les plus minérales ont une influence plus marquée.

Quant aux douches ascendantes, on les fait prendre
à la Raillère, au Petit-Saint-Sauveur, aux OEufs et au
Rocher. Froides et courtes, elles donnent de la tonicité aux organes ; froides et prolongées, elles sont sédatives ; chaudes et courtes, elles congestionnent mo-
mentanément et sont ultérieurement sédatives ; chaudes et prolongées, elles sont excitantes et ce résultat
a une certaine durée.

Gargarismes. — Pulvérisation. — Inhalation.

Les gargarismes, très-souvent prescrits à Cauterets,
produisent dans l'arrière-bouche, quand ils sont pris à
l'excès, de la rougeur, de la sécheresse, et un certain
épaisissement amené par la congestion locale. L'action
locale des gargarismes va jusqu'à produire de la stomatite et du coryza dans la partie postérieure des
fosses nasales et même un coryza complet, de l'amyg-
dalite simple ou double, de l'enrouement et de la
céphalalgie.

Les bains de nez et aspirations nasales provoquent
également des phénomènes congestifs sur la pituitaire.
Quand, pour baigner cette membrane, on pratique des
reniflements, on éprouve en outre une sensation locale
très-pénible, provenant d'un chatouillement exercé
par les bulles d'air qui se mêlent au liquide. On peut
éviter cette sensation de la manière suivante : après
avoir débarrassé les fosses nasales de leurs mucosités,
la tête penchée en avant, on fixe le verre plein sous

les ailes du nez, de manière à les emboîter : *la bouche est à moitié ouverte*. Alors, on relève dans un mouve- ment d'ensemble la tête, le verre et le bras qui tient le verre, celui-ci étant bien maintenu dans sa position. Lorsque la tête est assez relevée pour se trouver lé- gèrement penchée en arrière, l'eau du verre coule dans les fosses nasales et tombe dans l'arrière-bouche. Par un mouvement instinctif, le larynx se ferme, on re- jette la tête en avant et on expulse le liquide par la bouche. Dans ce trajet, l'eau suit tout simplement les lois de la pesanteur, sans qu'il soit nécessaire d'aspi- rer, c'est-à-dire de renifler.

L'eau pulvérisée ou la pulvérisation agit seulement sur le larynx et la trachée. Quand les gouttelettes pé- nètrent dans cet organe tubaire, elles provoquent de la toux, de l'éternuement, de l'expectoration ; elles laissent après elles un certain degré de congestion qui se traduit quelquefois par un enrouement passager. Les eaux de Cauterets, dont le principe sulfureux est très-stable, sont très-utilisées pour le traitement des affections limitées à l'organe de la phonation.

L'inhalation transporte dans l'appareil respiratoire des quantités insignifiantes d'acide sulfhydrique ; c'est plutôt de la vapeur d'eau qui est absorbée par les bron- ches et les cellules pulmonaires. Quoi qu'il en soit, quand l'inhalation se fait sans que le corps soit plongé dans l'atmosphère saturée d'humidité qu'on respire, elle procure à la fonction respiratoire un certain bien- être et une certaine aisance.

ACTION PATHOGÉNÉTIQUE DES EAUX DE CAUTERETS.

Les eaux de Cauterets produisent une excitation qui est variable selon la source. Nos sources les plus actives sont celles de la Raillère, de César, des Espagnols et de Pauze-Vieux ; ce sont celles qui entraînent à leur suite les phénomènes pathogénétiques les plus complets. Ces phénomènes sont diversement accentués en raison de la variété des constitutions, des idiosyncrasies, des tempéraments, en raison aussi des quantités d'eau introduites dans l'estomac, des procédés employés à l'extérieur ; ils sont généraux , quand leur cause remonte à l'ensemble du traitement thermal, ou simplement localisés quand ils dérivent d'un traitement partiel.

Nous allons d'abord examiner les phénomènes produits par le traitement général, c'est-àdire la *fièvre thermale*.

Fièvre thermale.

Quelques auteurs ont nié l'entité morbide appelée fièvre thermale, entre autres M. le docteur Devalz, mais il est impossible de prouver que cette pyrexie n'existe pas. Que le traitement consiste en moyens externes ou en boissons, s'il est prolongé ou s'il est trop actif, il produit le vague dans les idées, l'accélération du pouls ; la chaleur de la peau est âcre, la bouche sèche, la soif brûlante, l'épigastre quelquefois douloureux ; le sommeil est troublé et agité par des rêvasseries, la vue et l'ouïe sont plus sensibles : il y a des mouvements musculaires involontaires.

Cette fièvre peut revêtir des caractères différents, selon les dispositions personnelles, et offrir les accidents les plus redoutables. Quand c'est l'appareil digestif qui est atteint, il se présente une diarrhée très-intense, une dysentérie qui fatigue rapidement, ou bien une angine, accompagnée ou non de stomatite, ou bien une poussée hémorrhoïdale, sèche ou fluente. Quelquefois c'est le système vasculaire qui se rompt et produit une apoplexie, ou l'organe de la circulation qui est très tourmenté par des battements violents ; d'autres fois, c'est l'appareil respiratoire qui est pris et alors on a affaire à une hémoptysie ou à une véritable grippe thermale ; chez celui-ci, c'est l'appareil genito-urinaire qui est affecté, et l'on voit des spasmes de l'urèthre ou de l'irritation de la vessie ; chez celui-là, c'est une poussée à la peau qui se traduit par une éruption de furoncles ou de prurigo ; chez cette femme, c'est une vaginite ou une métrite catarrhrale.

La fièvre thermale est plus fréquente chez les gens en bonne santé qui boivent par imitation ou par curïosité et chez ceux qui n'ont que des affections insignifiantes qu'elle ne l'est chez les personnes réellement malades. Il ne faudrait pas en conclure que ces derniers en soient cependant à l'abri. Quand elle survient chez eux, elle est plus grave. Ceux qui sont profondément débilités par l'épuisement ou qui sont arrivés aux dernières périodes de leur maladie, courent les plus grands dangers et meurent souvent pendant ou après la saison thermale, s'ils sont pris de cette fièvre.

La fièvre thermale s'allume, soit quand l'économie est saturée par les éléments minéraux des eaux, soit quand celles-ci ne sont pas assimilées, soit quand certains états pathologiques existant au préalable se trouvent exaspérés par le traitement.

Si un médecin étranger à la pratique des eaux venait dans une de nos stations pyrénéennes et qu'on le mît en présence d'une fièvre thermale, sans qu'il fût prévenu, il serait certainement conduit à porter un faux diagnostic. On est bien forcé cependant de reconnaître l'influence des eaux minérales quand il n'y a ni épidémie, ni influence atmosphérique exceptionnelle, ni empoisonnements, ni violentes passions en jeu. Ainsi, buvez outre mesure au Rocher, vous aurez la dysentérie ; buvez de nombreux verres d'eau à la Raillère, vous ne tarderez pas à éprouver des symptômes congestifs aux poumons ou à cracher le sang ; abusez de l'eau de Pauze-Vieux ou de César, vous éprouverez de la congestion au cerveau et vous risquerez d'avoir une attaque d'apoplexie.

On peut d'ailleurs observer journellement que le « *sublatâ causâ tollitur effectus* » des auteurs s'applique très-bien à la fièvre thermale, en ce sens que les accidents, quand ils n'en sont pas venus à un degré d'intensité pouvant faire courir un danger de mort, tombent comme par enchantement si l'on cesse de suite l'usage des eaux ; la grippe thermale plus particulièrement est dans ce cas.

Il arrive dans bon nombre de cas de maladies chroniques, sur lesquelles s'est greffée la fièvre thermale, qu'après la disparition de celle-ci, la maladie chronique se trouve améliorée. On ne devrait pas en conclure qu'il est nécessaire de passer par la fièvre thermale pour obtenir une guérison. Mais il faut constater que nos eaux produisent une excitation variant depuis l'état de bien-être et la plénitude des forces naturelles jusqu'à l'état de maladie et le désordre de ces forces ; que cette excitation, modérée, produit des mouvements organiques favorables à la guérison des maladies chroniques ; et que, même immodérée et poussée jusqu'à la fièvre thermale, elle peut encore être utile dans ce sens.

Nous déclarons que pour notre part nous ne recherchons pas le moins du monde la fièvre thermale pour les personnes qui sont confiées à nos soins et que l'excitation physiologique nous suffit.

Voici un malade à qui on a ordonné de boire deux et quatre verres d'eau de la Raillère par jour, pendant trois semaines il est en proie à une fièvre thermale caractérisée par la grippe ou par une hémoptysie : vous pourrez hardiment, sans interrogatoire, diagnostiquer que ce malade est venu traiter une maladie de l'appareil respiratoire. En voilà une autre dans les articulations duquel l'eau de César a produit une poussée inflammatoire sub-aiguë : vous avez affaire à une diathèse rhumatismale. Et cet autre qui a une poussée de furoncles, il est sous le coup de la diathèse herpétique. Nous pourrions multiplier les exemples, mais ce serait inutile.

Il découle de là que les différentes formes de la fièvre thermale sont dans la plupart des cas la conséquence de l'imminence morbide ou de la maladie chronique pour laquelle on a envoyé le malade aux eaux, et qu'on en peut déduire de prime-abord l'existence même de cette imminence morbide ou de cette maladie chronique. On en peut conclure aussi que les eaux provoquent un *remontement général* des forces, selon l'expression de l'illustre Bordeu ; qu'elles tendent à faire passer les maladies chroniques à l'état aigu ; qu'elles modifient salutairement l'organisme par cette substitution, lorsque leur action excitante n'est pas poussée trop loin ; enfin qu'elles deviennent dangereuses quand la fièvre thermale est très-forte et surtout quand elle revêt certaines formes organiques, par exemple la forme hémoptoïque ou apoplectique.

Il nous est arrivé d'être appelé pour des malades atteints de la fièvre thermale par l'abus de boissons non prescrites à Cauterets, et, en l'absence de toute note d'un confrère, nous avons été mis sur la voie d'un diagnostic certain par les manifestations spécialisées de cette fièvre. Les médecins qui conseillent les eaux et qui prescrivent de loin et d'avance un traitement pour toute la durée du séjour, agissent témérairement, car il est impossible, même à un praticien exercé des stations, de s'avancer à ce point ; la médication par les eaux est sous ce rapport semblable à la médication par une substance pharmaceutique ; on doit en surveiller les effets à intervalles peu éloignés, afin qu'on puisse diminuer ou augmenter les doses, ou changer le mode d'emploi selon que cette substance agit trop ou trop peu. Il nous arrive très-souvent, dans la station de Cauterets, d'être appelés auprès de personnes chez lesquelles le manque de direction a été la cause d'accidents redoutables.

Dès que la fièvre thermale se présente, on doit suspendre tout traitement hydro-minéral ; dans presque tous les cas, cette expectation, aidée de quelques émollients, est tout-à-fait suffisante, comme dans la grippe, l'hémoptysie peu abondante, la diarrhée, la dysentérie bénigne ; d'autres fois, en recommandant les précautions indispensables, on prescrit des bains à la source de Rieumiset, qui tient le milieu entre l'eau ordinaire et les eaux sulfureuses faibles ; les bains, pris à une température modérée, ont l'avantage d'être émollients et d'éteindre la fièvre thermale. Guérir cette fièvre est peut-être la qualité dominante de Rieumiset, même dans des cas où les symptômes sont alarmants, où les accidents sont graves. C'est ainsi qu'on peut baigner impunément des phthisiques à la deuxième et à la troisième période, des dysentériques, des rhumatisants, etc.

Manifestations locales.

En dehors de l'ensemble des symptômes qui constituent la fièvre thermale et en l'absence de cette entité morbide, on remarque des manifestations locales, que nous avons déjà mentionnées, telles que la stomatite, le coryza, la laryngite, l'angine tousillaire simple ou double, produites par le passage de la boisson minérale ou par l'usage des gargarismes, douches pulvérisées, inhalations et aspirations nasales. Ces accidents locaux sont facilement combattus par des médicaments appropriés et par des pédiluves chauds.

Parfois l'action excitante des bains ou des douches produit à la surface de la peau des éruptions, comme nous l'avons déjà dit : c'est tantôt une poussée de prurigo, tantôt une poussée de furoncles, etc. Le remède le plus prompt consiste encore ici dans les bains de Rieumiset.

D'autres fois, ces procédés externes provoquent des hémorrhoïdes ; alors il convient de prescrire des bains de siége frais ou des douches rectales froides.

Au chapitre relatif à l'hygiène de Cauterets, nous avons parlé de la diarrhée pyrénéenne, nous n'y reviendrons pas.

Quand les organes génito-urinaires sont irrités, les bains et les boissons aqueuses sont les meilleures prescriptions qu'on puisse faire.

Si les règles deviennent très-abondantes et se prolongent, il faut suspendre le traitement thermal, faire observer un repos parfait et opérer une révulsion sur le haut du corps ; on peut cependant ne pas suspendre le traitement thermal, mais se contenter de changer la source. La Raillère agit spécialement sur l'utérus en le congestionnant et elle provoque les menstrues chez les femmes, les pertes séminales chez l'homme. Quand elle produit ces effets d'une façon exagérée, on peut la remplacer par une des autres sources que l'on choisit selon les cas particuliers.

Les mouvements congestifs vers la tête sont facilement combattus par les pédiluves à eau courante, aux Œufs ou aux Thermes : il est cependant quelquefois nécessaire de changer la source qui en est cause ou de diminuer le traitement.

CHAPITRE VII.

ACTION THÉRAPEUTIQUE DES EAUX DE CAUTERETS.

En étudiant l'action physiologique et pathogénétique des eaux de Cauterets, nous avons montré que
l'excitation tient une grande place dans leur manière
d'agir. Aux yeux de quelques spécialistes, la fièvre
thermale est nécessaire pour que la guérison ait lieu.
Nous repoussons cette manière absolue et uniforme
d'envisager l'action des eaux sulfureuses et nous pensons que ce n'est pas en stimulant à ce point qu'elles
agissent dans beaucoup de cas où elles réussissent.

Tantôt les eaux portent leur action sur la seule
partie malade et la débarrassent doucement et sans
secousse, tantôt la guérison est due à la régularité, à
l'harmonie rétablie dans l'organisme tout entier.

L'eau elle-même, qui, comme véhicule ou dissolvant
des autres principes, tient tant de place dans les sources, l'eau seule, considérée comme agent thérapeutique et modifiée par des températures diverses, produit, ainsi que l'a si bien exposé Anglada, les effets
les plus diversifiés. L'action des principes minéralisateurs sera bien différente d'ailleurs, suivant qu'ils
agiront sur un malade surexcité par une eau thermale
très-chaude ou placé dans d'autres conditions par une
température moins élevée.

En dehors de ces considérations, tirées de la température, ne voit-on pas certains éléments, la silice par exemple, par leur quantité plus ou moins grande, réagir sur les autres, ou les laisser intacts, d'où une action différente sur les malades qui y sont soumis ? Le degré de fixité de l'élément principal, sa conservation ou son altération, suivant la manière dont les eaux sont captées et conduites sur les lieux d'emploi, sont encore des conditions d'action bien différentes pour cet élément.

Il ne faut pas, en outre, considérer certains éléments comme agissant isolément, mais bien envisager aussi l'ensemble de la composition, la manière dont toutes les parties sont mêlées, combinées, réunies par la nature, pour en faire un médicament que l'art cherche vainement à imiter.

Il faut aussi tenir compte des conditions hygiéniques nouvelles où se trouvent placés ceux qui viennent aux eaux, de l'influence de l'air, du climat, de l'électricité, du calorique, de l'état hygrométrique, et surtout des changements opérés dans la manière de vivre, dans les habitudes, dans les idées des malades : toutes causes qui modifient l'action propre des eaux.

Cette action dépend aussi de la nature de la maladie, de son ancienneté, de ses diverses phases, de l'espèce et des résultats des moyens employés antérieurement, du tempérament, de la constitution, de l'idiosyncrasie propres à chaque malade, des aptitudes physiques et morales de chacun, du concours que l'on juge utile de demander aux moyens de la thérapeutique. Elle dépend enfin et surtout de l'action particulière de telle ou telle source, de la manière dont l'eau est prescrite au dedans et au dehors, ce qui constitue les diverses médications thermales, en tout identiques aux médications reconnues en thérapeutique et que nous examinerons plus loin.

Certains effets des eaux se produisent dès l'instant où le malade est soumis à leur action, mais ce sont le plus souvent des effets perturbateurs, rarement utiles et qu'il faut le plus généralement prévenir, par conséquent arrêter quand ils se manifestent ; on en recherche la cause, qui dépend souvent moins du traitement régulier que de l'abus des eaux, des écarts de régime, des exercices trop violents, etc., et il faut y remédier par le repos, les adoucissants, la suspension de l'usage des eaux, qu'on ne reprend qu'après la cessation de ces troubles, en s'observant mieux. Les effets vraiment curateurs, ceux dont une judicieuse direction et une scrupuleuse exactitude préparent et assurent la réalisation, se produisent lentement et pour ainsi dire presque insensiblement. Peu de malades sont assez heureux pour obtenir leur guérison pendant le séjour aux eaux, d'ailleurs généralement très limité ; beaucoup ne constatent l'amélioration de leur état qu'à une époque avancée de leur traitement ou même un peu plus tard, quelques-uns partent plus souffrants qu'ils ne l'étaient en venant et cette condition est parfois désirable.

Quoi qu'il en soit, il est de toute vérité que l'action curative des eaux se prolonge longtemps après qu'on en a cessé l'usage, et le plus souvent on n'en ressent les avantages que quelques temps après le retour dans ses foyers. Les éléments absorbés pendant le traitement peuvent être décomposés par les actes de la vie ainsi que le démontrent les expériences de M. Bonjean et de G. Astrié, mais ils n'en séjournent pas moins fort longtemps dans l'économie, comme le prouve l'odeur particulière que les malades trouvent, après plusieurs mois encore, à certains produits de leur excrétion. Aussi doit-on continuer à observer pendant un certain temps, les prescriptions qui ont été faites pendant le séjour aux eaux. Quersent n'était pas éloigné d'attibuer l'efficacité des eaux précisément à leur action lente et insensible. Cette médication ayant pour effet, selon lui, d'accomoder la thérapeutique à la chronicité des maladies en agissant doucement et graduellement. Nous pensons personnellement que les eaux agissent *actuellement* comme les médicaments, selon la médication employée, et *ultérieurement* par la décroissance graduelle de leur influence sur l'organisme.

Leur action physiologique et pathogénétique met, d'ailleurs, sur la voie de leur action thérapeutique. Cette action étant excitante, sédative, révulsive, résolutive, sudorifique et diurétique, tonique, substitutive ou altérante, selon les circonstances, nous aurons à examiner les effets curateurs de nos eaux d'après les médications correspondantes.

Médication tonique ou reconstituante.

Les eaux de la Raillère, de César, des Espagnols, de Mauhourat et des Œufs sont employées dans la médication tonique, parce qu'elles ont le pouvoir d'exciter lentement et par des degrés insensibles l'action organique des divers systèmes de l'économie et d'augmenter leur force d'une manière durable. La Raillère agit principalement sur le système respiratoire; Mauhourat sur le tube digestif, César, les Espagnols et les Œufs sur la circulation, qu'elles activent immédiatement. Toutes agissent sur la peau en y activant la transpiration insensible et la transpiration par les glandes sudoripares, en facilitant la circulation dans les vaisseaux capillaires, en développant la chaleur animale.

Cette médication tonique s'obtient aussi par les eaux, administrées sous forme de douches et de bains, tempérés ou frais. Les douches et les bains stimulent les houppes nerveuses de la peau et des organes profonds. Cette stimulation produit l'incitation motrice, celle-ci se transmet aux centres nerveux et aux nerfs du mouvement, qui agissent sur l'ensemble des appareils de la nutrition, favorisent la décomposition et la recomposition des tissus.

La classe nombreuse des anémies, débilités, épuisements ressortit à cette médication.

Médication résolutive.

On conçoit, d'après ce qui précède, que, dans une maladie chronique quelconque, le blastème épanché entre les éléments anatomiques du tissu affecté, déterminant l'engorgement de ce tissu , soit resorbé plus ou moins complètement et plus ou moins rapidement, et que la partie affectée retourne à son état naturel. Nos eaux employées avec méthode, sont susceptibles d'exercer et elles exercent une action résolutive sur les organes lésés.

Médication dépurative.

On conçoit également, d'après l'action physiologique de nos eaux, qu'elles puissent exercer une action dépurative , puisqu'elles augmentent la sécrétion de l'urine et de la sueur, que par suite elles concourent au renouvellement rapide des éléments du sang, c'est à dire à sa reconstitution normale.

Médication sédative.

Cette régularisation des actes nutritifs, produite par nos eaux, est une condition d'harmonie dans tous les systèmes et entre tous les appareils ; le sang, en retrouvant ses qualités nécessaires à la vie, devient le modérateur du système nerveux, *sanguis moderator nervorum*. C'est ainsi que les eaux de César, Mauhourat, les OEufs, les Espagnols, la Raillère, agissent sur l'économie, prises en boisson ou bien en bains tempérés; les sources du Petit-St-Sauveur, du Rocher et de Rieumiset, au contraire, plus froides et moins stimulantes, administrées en douches et en bains dont

la température maximum doit être rigoureusement
fixée de 32 à 34 degrés , apaisent directement le
système nerveux.

Médication excitante.

Lorsque l'action de nos eaux dépasse la tonification,
le remontement, la résolution simple et lente , elle
devient excitante dans l'acception vraie de ce‑ mot,
c'est à dire qu'elle se manifeste par la célérité plus
grande de la circulation, par plus de force, plus de
plénitudé, plus de vivacité dans le pouls, plus de nombre et d'élévation dans l'acte respiratoire, par un plus
grand développement de la chaleur animale, par une
coloration plus marquée de la face, une activité plus
notable de l'innervation , l'augmentation des secré-
tions, etc. C'est surtout chez les tempéraments lymphatiques et dans les affections chroniques torpides qu'on
utilise cette médication. Les eaux de César et des
Espagnols sont les plus énergiques et exercent une influence surtout *actuelle*, celle de la Raillère a une action
ultérieure qu'il est facile de constater quand on en a usé
soi-même.

 La médication excitante thermale ne vise pas toujours à des effets généraux, constitutionnels ; il arrive
souvent, au contraire, que le médecin se trouve dans
la nécessité de ménager un organisme trop délicat et
de concentrer toutes les ressources de son art sur le
point qui est le siége de l'affection spéciale du malade,
par exemple dans le cas d'une tumeur blanche éloi-

gnée du tronc, chez un phthisique émacié. Les médications sudorifique et diurétique sont des dérivés de la médication excitante locale.

Il ne faut pas confondre cette médication excitante avec la saturation minérale ou la fièvre thermale, qui est une véritable irritation. On sait que, dans le langage classique, l'excitation et l'irritation sont deux degrés d'un même genre d'action dont l'intensité dépend autant de la susceptibilité relative des organes que de la nature et de la puissance de l'agent excitant ; Broussais a défini l'irritation, l'état d'un organe dont l'excitation est portée à un tel degré d'intensité que l'équilibre résultant de la balance de toutes les fonctions est rompue. C'est un état contre nature, qui trouble l'ordre habituel des fonctions d'un organe ou de l'organisme entier, en outrepassant la limite de l'excitation qui lui est nécessaire. La fièvre thermale est justement une exagération de la médication excitante par les eaux, que cette médication ait été prescrite par le médecin ou empiriquement mise en œuvre à son insu.

Médication substitutive ou homœopathique.

Nos eaux ont une action médicatrice substitutive qui ramène le type chronique au type aigu et fait de maladies lentes, sans solutions critiques, des maladies moins graves et plus faciles à guérir. Tout le monde sait qu'il est plus aisé de juguler une maladie aiguë que d'obtenir la curation d'une maladie chronique, parce que dans le premier cas les tissus sont moins profondément modifiés que dans le second. Si on peut réveiller l'acuité dans un cas chronique, il se passe au point malade des phénomènes profonds de stimulation et ensuite de résorption, qui augmentent les chances de guérir.

Comme le fait remarquer avec beaucoup de raison, M. le docteur Gigot (1), « les eaux de Cauterets n'exercent pas seulement une action substitutive sur tel ou tel organe, tel ou tel tissu modifié plus ou moins profondément dans sa constitution anatomique et dans ses fonctions, elles ont encore la propriété de déplacer, de multiplier, de diviser les manifestations d'une même diathèse.

« La diathèse herpétique pouvant se manifester sur plusieurs organes à la fois, l'intensité de l'activité morbide est en raison inverse de la multiplicité des points où elle s'exerce. Ainsi, lorsque la peau, l'estomac, la muqueuse aérienne et le système nerveux se partagent les manifestations diathésiques, comme on l'observe souvent chez certains névropathes, il est remarquable que, si l'action morbide augmente sur un point, les autres se trouve dégagés d'autant.

« La médecine thermale est pleine de révélations à cet égard. Combien de malades chez lesquels la disparition brusque d'une légère éruption cutanée, par

____

(1) Les rapports réciproques de l'herpétisme et de la tuberculisation (1865).

suite d'un traitement externe trop actif, est suivie d'embarras gastrique, de toux, d'agitation, d'insomnie, de palpitations, de douleurs dans les muscles, etc., tandis que, chez d'autres au contraire, les mêmes phénomènes morbides disparaissent, ou du moins sont amendés, si l'éruption cutanée persiste ou augmente.

« Il est d'observation journalière à nos eaux que la coïncidence des manifestations du côté de la peau et du système nerveux, et surtout des organes respiratoires, avec la phthsie pulmonaire, est une circonstance favorable pour la guérison de cette maladie. S'il est incontestable que toutes les manifestations herpétiques, telles que l'asthme, les hémorrhoïdes, les douleurs articulaires ou musculaires, les névralgies, les migraines, etc., que M. Pidoux appelle des *ruines d'arthritisme*, constituent un frein plus ou moins puissant, suivant leur degré d'intensité, au développement des tubercules, il me paraît certain aussi que, dans ce conflit incessant, ce sont les effets d'une même cause qui se font contre-poids, tendent à s'enrayer mutuellement, à se modifier et à s'annihiler plus ou moins. Aussi, lorsque la diathèse arrive à une évolution complète, heureux ceux chez lesquels l'activité morbide, au lieu d'avoir un foyer unique, de se concentrer sur un seul organe, se divise et se porte sur plusieurs points à la fois, car ce sont autant de points d'appui offerts à la thérapeutique.

« Cet antagonisme, dont la nature nous a révélé les

effets salutaires, est un enseignement précieux que la médecine ne manque pas de mettre à profit dans ses applications. C'est une des grandes ressources de la thérapeutique thermale. J'ai souvent vu des états pathologiques graves enrayés de cette façon par les eaux de Cauterets. Elles ont dégagé des organes essentiels à la vie, d'une façon plus ou moins complète, en augmentant l'action morbide sur des points moins importants, en la reportant là où elle avait disparu, et même en la faisant naître là où elle n'avait jamais existé. »

Nous partageons entièrement cette manière de voir, non point parce qu'elle constitue une théorie qui peut séduire, mais parce que nous avons été témoin de faits nombreux qui viennent la légitimer d'une manière irréfutable.

Médication révulsive.

La température et la propriété excitante de nos eaux en font des agents énergiques de la médication révulsive, c'est-à dire des agents propres à contrebalancer un principe morbide, une humeur, dans une partie plus ou moins éloignée. C'est à l'aide de nos bains et de nos douches que nous obtenons cet effet curateur. Tantôt les soins sont généraux et s'adressent à toute l'enveloppe cutanée ; tantôt ils sont limités à une partie du corps, demi-bains, bains de siéges, bains de pieds, et ils irritent la peau dans cette partie. Les douches, chaudes ou écossaises, exercent une action révulsive très-remarquable. L'eau en boisson produit aussi parfois une révulsion analogue à celle des moyens externes moins facile à observer, sur les diverses muqueuses, qui sécrètent alors une plus grande quantité de mucus, normal ou morbide selon les cas particuliers.

Médication altérante

« Tous les excitants ou les sédatifs de la matière médicale, autres que le calorique ou le froid, jouissent de quelques propriétés spécifiques plus ou moins marquées qui compliquent, en quelque sorte, les propriétés excitantes ou sédatives qu'elles peuvent avoir. Or, cette spécificité d'action leur vient de leur nature, c'est-à-dire de leur composition intime, spéciale, qui n'est identique chez aucun. Supposons qu'à la débilité se joigne un état diathésique : dans ce cas, il faut se méfier des excitants ordinaires, il faut déférer avec réserve aux indications de leur emploi, sans quoi on stimule au hasard, dans les ténèbres. C'est dans les maladies chroniques surtout que l'on aurait de cruelles déceptions, si l'on s'imaginait qu'il ne faut qu'exiter une fièvre plus ou moins légère et que la maladie s'en ira ainsi ; et cependant on ne trouve guère que cela dans tous les écrits théoriques sur les eaux thermales.

« Si, à côté de l'excitation thermale, on n'avait pas un modificateur *spécial* ou *spécifique*, on nuirait beaucoup plus qu'on ne serait utile.

C'est ainsi que, dans les maladies liées à la prédominance de la constitution lymphatique, il y a non-seulement un élément de débilité, mais aussi un vice de l'organisation à la nature duquel est subordonné l'élément asthénie. L'emploi des seuls remèdes excitants ne fait qu'irriter ces organisations-là ; elle y allume une fièvre plus consomptive que critique, surtout pour peu qu'il y ait de l'irritabilité nerveuse, de l'éréthisme. Alors les excitants exagèrent encore la désharmonie fâcheuse qui existe entre le tempérament lymphatique et le système nerveux.

On trouve plus facilement un excitant du système nerveux qu'un modificateur plastique. Il n'est peut-être pas de maladie où l'indication de l'excitation pure physiologique paraisse mieux indiquée que dans la constitution scrofuleuse ; et les partisans les plus fanatiques de l'excitation quand même préfèrent, dans ce cas, les amers excitants, les anti-scorbutiques, l'iode, le soufre, l'exercice. Pourquoi ? parce qu'obtenir par des sudorifiques actifs une diaphorèse inutile, c'est nuire.

« S'il y a du côté de la maladie indication d'exciter, il y a indication bien plus puissante encore d'introduire un agent spécial, et de l'approprier plutôt à la nature de la cause morbide qu'au désordre local qui en est dérivé.

« C'est là ce qui fait la valeur des eaux minérales et de chacune d'elles. C'est qu'elles ne sont pas de simples agents d'excitation, mais bien des modificateurs directs du sang, des nerfs et des organes, et chacune à sa manière, suivant sa composition chimique (1). »

Ce que le mercure joint à l'excitation sulfuréo-minérale produit dans la syphilis, les eaux sulfureuses le font seules dans les diathèses dartreuse, scrofuleuse, rhumatismale, parce qu'elles ont, comme le mercure, un mode altérant spécial ou spécifique dans ces affections chroniques. Elles sont absolument contre-indiquées dans les affections cancéreuses, par exemple, parce que, seules, elles ne sont qu'excitantes et précipitent le dénouement fatal ; parce qu'aussi on ne peut les administrer en même temps qu'un agent spécifique du cancer, ce spécifique n'existant pas.

Nos eaux, ayant dans des cas déterminés un caractère spécifique, doivent être considérées comme des agents altérants, et leur administration peut prendre dans ces cas particuliers le nom de médication altérante. Elles portent avec elles le stimulant général, le calorique qui s'adresse à l'incitabilité générale, et la substance spécifique (matière alibile) qui s'adresse à la fonction spéciale, la digestion. « L'un est pour ainsi dire le condiment et le passe-port de l'autre, il met le système nerveux au niveau des besoins de la fonction », selon l'expression de G. Astrié.

Comme tous les altérants, introduit dans l'économie à doses fractionnées, l'élément sulfureux réagit sur

---

(1) G. Astrié : de la médication thermale sulfureuse appliquée.

tous les systèmes ; il est éliminé par tous les émonctoires, avec plus ou moins de rapidité ; mais il modifie
d'une manière persistante la nature du sang et des diverses humeurs et il exerce sur tous les organes une
action à longue portée.

De même que le mercure et l'iodure de potassium, si
l'élément sulfureux de nos eaux est prodigué ou trop
longtemps administré, il donne lieu à la saturation
et à des désordres spéciaux bien caractérisés.

Les eaux de Cauterets sont donc anti-scrofuleuses,
anti-syphilitiques et anti-dartreuses.

Observation.

Ces medications diverses, quoique parfaitement
distinctes et faciles à obtenir séparément, sont quelquefois combinées ou alternées, quand on a affaire
à des maladies compliquées ou rebelles. Il nous
est arrivé souvent de chercher des effets révulsifs, par
exemple, sur les membres inférieurs d'un malade
émacié, et de ne pas les obtenir : nous changions
alors notre médication et nous avions recours soit au
mode tonique, soit à la médication substitutive ; nous
avons vu, au contraire, la révulsion se faire et amener
des résultats heureux là où la sudation et la diurèse
n'avaient pu être obtenues ou n'avaient pas eu de
succès.

INDICATIONS SPÉCIALES A CHAQUE SOURCE.

Les eaux des deux Pauze sont très-renommées et jouissent de vertus spéciales dans certaines formes de maladies cutanées, gastro-intestinales, vagino-utérines et rhumatismales, que nous détermine-rons en parlant des maladies particulières. Elles sont encore spécialement utiles dans les affections sy-philitiques et dans toutes les lésions qui appartien-nent à la diathèse scrofuleuse.

Des résultats de la clinique d'un hôpital temporaire-ment établi à Cauterets, pendant les premières années de la révolution, des observations faites par feu le docteur Camus, par quelques-uns de nos con-frères actuels, et par nous-mêmes depuis quinze années, il ressort que les eaux de César et des Espa-gnols peuvent rivaliser d'efficacité avec celles de Ba-règes pour les affections chirurgicales. Elles convien-nent tout particulièrement au traitement des rhuma-matismes, des maladies de la peau, des affections scrofuleuses et de certaines paralysies. L'eau de César en boisson jouit d'une réputation justement méritée dans les catarrhes pulmonaires chroniques, surtout chez les personnes âgées, et dans l'asthme humide ; les pédiluves et les douches en secondent merveilleu-sement les effets.

L'eau de Rieumiset, en raison des modifications qu'elle a subies, sert admirablement à tempérer l'ac-tion trop vive de quelques autres sources. Elles convient aux affections cutanées et rhumatismales des individus d'un tempérament nerveux et irritable. Les leucorrhées avec engorgement du col, état granuleux, ulcérations, disposition à l'inflammation, y sont très-avantageusement traitées. Certaines maladies du tube digestif accompagnées de constipation ou de diarrhée sont heureusement modifiées par les douches ascendantes, qui sont encore très-utiles contre certaines névralgies, contre les engorgements abdominaux et les affections hémorrhoïdales. L'eau du Rocher est éminemment utile dans les névroses avec éréthisme nerveux considérable, dans les dartres sécrétantes étendues, dans celles qu'on a fait sortir au moyen de nos sources plus excitantes, dans les affections utérines avec état inflammatoire subaigu, dans les blépharites et ophtalmies scrofuleuses, dans les ulcères dépendant de la scrofule et d'autres états diathésiques, dans la bronchite catarrhale chronique chez les sujets très-irritables, dans certains cas d'asthme humide, Ici, l'eau administrée à hautes doses amène un flux intestinal et produit en quelque sorte une substitution, ou simplement une dérivation.

L'eau de la Raillère est fréquemment et très efficacement utilisée contre les affections chroniques, nerveuses ou autres, des voies digestives et des organes génito-urinaires, et aussi contre certaines dermatoses ; mais c'est surtout dans les maladies de poitrine, telles que catarrhes pulmonaires, pleurésies et pneumonies chroniques, congestions du poumon, phthisie ; dans les affections du larynx, de la trachée-artère et des bronches, dans les maladies du pharynx, les diverses angines, qu'éclatent ses vertus spéciales, qui la placent sous ce rapport au-dessus de la source vieille des Eaux-Bonnes. Elle contient moins de sulfure de sodium que cette dernière, mais elle a, par cela même peut-être, l'avantage d'être moins excitante qu'elle. Nous disons : par cela même peut-être, parce que, quand on voit un homme aussi compétent que le savant professeur de chimie de l'École de médecine de Toulouse hésiter à trancher la question, on ne peut qu'imiter sa réserve et adopter son opinion, justifiée par l'observation journalière des faits, à savoir que l'excitation n'est pas toujours en rapport avec le degré de richesse des eaux en sulfure alcalin, qu'il faut tenir grandement compte des autres éléments qui lui sont associés, et que les quantités plus ou moins grandes de substances alcalines et de matière organique contenues dans l'eau de la Raillère peuvent en modifier l'action sur l'économie (1).

Nous sommes d'ailleurs certains que le mode d'administration doit exercer une grande influence sur les différences d'excitation des deux eaux, que les bains et demi-bains, dont on use peu aux Eaux-Bonnes, parce qu'il n'y a pas assez d'eau, et qui au contraire sont toujours employées à la Raillère, concurremment avec la boisson, en stimulant vivement la peau et les

---

(1) Filhol : loco citato.

parties inférieures du corps, tempèrent le mouvement fluxionnaire que l'usage intérieur de l'eau minérale. détermine du côté des poumons ; révulsion favorable que vient encore seconder l'usage des bains de jambes que l'on prend dans la soirée aux Espagnols, à César et aux OEufs. C'est l'opinion de M. C. James (1).

L'eau du Petit-Saint-Sauveur convient surtout aux tempéraments nerveux et irritables et aux troubles si variés qui dépendent de cette fâcheuse prédominance de l'appareil sensitif. Elle est fort utile dans les affections du vagin et de l'utérus disposées à passer facilement à l'état subaigu ; dans les maladies de la peau avec prurit incommode et éréthisme nerveux, dans celles qui sont accompagnées de certains troubles digestifs, dans les rhumatismes nerveux ; dans les affections nerveuses, comme l'hystérie, certaines formes d'épilepsie, les névralgies chroniques.

On ne la prend pas en boisson ; elle n'est employée qu'en bains et en injections, pratiquées pendant la durée de ceux-ci.

L'eau du Pré convient aux affections qu'on guérit par une vive sensation de la peau et par suite de tout l'organisme. Aussi les vieux rhumatismes musculaires et articulaires, les névralgies avec atonie générale, les engorgements ganglionnaires, les affections strumeuses, les ulcères atoniques, les maladies de la peau chez les sujets lymphatiques, s'en trouvent admirablement.

____

(1) Guide pratique aux eaux minérales de France, p. 87.

L'eau de Mauhourat est rapidement absorbée et donne à la sécrétion rénale une grande activité ; ce qui en fait un excellent diurétique, très-utile dans les affections chroniques du tube digestif. Aussi que de guérisons inespérées de gastro-entéralgies, de gastrites et d'entérites anciennes et rebelles à toute médication antérieure, d'embarras gastro-intestinaux, de diarrhées, de constipations, de vomissements habituels, d'engorgements du foie et de la rate, suites d'intoxication paludéenne, etc., sont racontées dans cette grotte et à la buvette par ceux qui en furent atteints, que la reconnaissance, et non plus le besoin, y ramène ! Elle est encore très-efficace comme béchique dans les catarrhes bronchiques, en stimulant la muqueuse pulmonaire et en favorisant l'expectoration ; elle rend aussi de grands services aux personnes que fatigue celle de la Raillère ; certains asthmatiques la préfèrent à celle de César-Vieux.

Le filet d'eau des Yeux a de grands avantages dans les affections catarrhales des yeux, dans les ophtalmies scrofuleuses, les blépharites chroniques, les conjonctivites granuleuses, les taies, etc.

L'eau du Bois n'est employée qu'en bains et en douches ; on ne la boit pas, parce qu'elle est difficilement supportée par l'estomac, qu'elle fatigue. Elle jouit des mêmes propriétés, relativement hyposthénisantes, que le Petit-Saint-Sauveur. Aussi convient-elle aux malades doués d'une certaine irritabilité, affectés de rhumatismes nerveux, de certaines paralysies, de maladies cutanées syphilitiques, d'affections chirurgicales, telles que caries, nécroses, rétractions et atrophies musculaires, entorses négligées, plaies chroniques, que les autres eaux exciteraient trop.

L'eau des Œufs, qui est excitante, convient au contraire dans les affections chirurgicales indolentes, les plaies atoniques, les catarrhes utérins anciens, dans lesquels il est nécessaire de raviver la vitalité des tissus afin de les modifier, dans les rhumatimes et les affections scrofuleuses sans réaction et dans certaines dermatoses. Cette eau n'est donnée que sous forme de douches et de bains ; nous serions personnellement bien aise qu'un robinet fût mis à notre disposition pour en faire boire dans des cas spéciaux.

CHAPITRE VIII.

Concours apporté à la médecine thermale par les moyens spéciaux de diagnostic, par les agents thérapeutiques divers.

Difficultés que présente la médecine thermale.

La médecine thermale semble au premier abord excessivement simple et chacun croit pouvoir la pratiquer d'emblée après avoir lu quelques traités spéciaux. C'est une erreur qui peut amener à sa suite des conséquences très-graves, comme nous en sommes témoins à chaque saison, nos confrères et nous.

Nous avons eu occasion de dire précédemment que certains médecins envoient des malades aux stations thermales avec une prescription pour toute la durée de leur séjour. Nous ajouterons ici que c'est s'exposer bénévolement à un double échec : le premier est personnel au malade, qui peut voir son affection rester stationnaire ou empirer ; le second est personnel au praticien, sur lequel retombe la responsabilité morale d'un voyage rendu inutile ou nuisible.

Nous savons parfaitement que certains malades demandent à leur médecin ordinaire l'ordonnance qui doit les guérir aux eaux, et, à force d'insistance, obtiennent la prescription désirée. Par contre, de notre côté, nous sommes souvent sollicités en sens inverse ; des personnes que nous avons traitées dans nos stations nous prient de leur indiquer un traitement ultérieur, soit par les eaux transportées, soit par les moyens ordinaires de la thérapeutique. Il nous semble que les uns et les autres, médecins habituels des baigneurs et médecins des eaux, nous pouvons parfaitement éviter même toute apparence de conflit en restant chacun sur notre terrain particulier.

Nous croyons qu'il est nécessaire à la dignité de notre profession de tracer entre nous une ligne de démarcation bien nette et bien définie. Le médecin habituel traite ses clients en son âme et conscience, il les envoie aux eaux quand il pense que l'action de celles-ci pourra confirmer ou seconder les résultats déjà obtenus, ou quand, après avoir inutilement employé toutes les ressources de l'art, il cherche à provoquer dans un dernier effort une crise suprême et salutaire. Naturellement, il décide sur quelle station il dirigera ses malades et alors il envoie au médecin des eaux une notice mentionnant le diagnostic qu'il a porté et résumant les divers moyens dont il s'est servi.

Ici commence le rôle du médecin des eaux. Il prend connaissance de la notice qui lui est remise, il interroge le malade sur tout ce qui peut se rattacher de près ou de loin à la maladie, par suite éclairer son diagnostic, et lui permettre de désigner consciencieusement telle ou telle source, telle ou telle dose à boire, tel ou tel moyen externe. Il surveille le malade, le re-

voit à intervalles plus ou moins rapprochés, et, quand
la saison est finie, lui remet à son tour une note des-
tinée au médecin habituel. Dans cette note, il rend
compte du traitement mis en œuvre et des effets obtenus, il parle des chances ultérieures qu'il croit probables ; enfin, quand il pense que l'usage de l'eau minérale, transportée et administrée plus tard, peut être
profitable au baigneur en consolidant les résultats
acquis, il expose à son confrère ses vues sur cette particularité et le laisse d'ailleurs complètement juge du
moment où cette eau sera administrée, des contre-
indications qui pourront surgir, des doses qu'il faudra
prescrire etc. En aucun cas, il ne devra empiéter sur
le domaine du médecin habituel, parce que la médication par les eaux, à distance et à longue portée, peut
être dangereuse ou inutile ; parce que, si le malade
demande comme contrôle l'avis de son médecin ordinaire, il peut exister une divergence de vues qui
amoindrit les deux praticiens ; parce qu'enfin on doit
respecter chez un confrère la dignité professionnelle.
Nous avouons, pour notre part, que nous tenons cette
ligne de conduite et qu'elle a rencontré partout une
adhésion formelle.

Quoi qu'il en soit, la médecine thermale est délicate
et ce n'est ni en un jour ni avec des traités sur la matière qu'on arrive à pouvoir poser l'indication nette et
précise de tel ou tel traitement. Il faut avoir étudié par
soi-même et longtemps l'action physiologique et patho-
génique des eaux, la diversité de leurs effets ou la spé-

cialisation de leur puissance curative, les nuances qui se présentent dans les résultats qu'elles produisent sur les diverses constitutions et idiosyncrasies; il faut, en un mot, avoir acquis une expérience propre pour régir, *ex abrupto* et pendant un court laps de temps, la santé, la vie de personnes qu'on n'a jamais vues antérieurement et qu'on ne connaît que par la lettre d'un confrère, quand cette lettre existe. C'est donc un tact particulier qu'il faut acquérir et encore, malgré ce tact particulier, on est sujet à erreur et on se trouve dans l'obligation de voir ses malades de temps à autre pour surveiller l'effet des eaux et en modifier l'emploi, s'il y a lieu.

Parmi les moyens qui peuvent venir en aide au médecin des eaux, il en est qui sont employés partout et d'autres qui ressortissent à l'essai même de telle ou telle médication, thermale, ou autre.

Laryngoscope.

A la première catégorie se rattache, comme moyen de diagnostic direct, le laryngoscope. Cet instrument joue un grand rôle à Cauterets; il est indispensable que l'on s'en serve, si l'on ne veut pas traiter en aveugle les maladies du larynx. Après de nombreux tâtonnements, la science en est arrivée à réaliser le problème tant de fois poursuivi : examiner les premières voies respiratoires, inaccessibles à l'œil. A M. Czermak, professeur de physiologie à Pesth, revient ce mérite. Depuis, des spécialistes ont cherché et réussi à rendre le laryngoscope plus parfait en lui faisant subir des modifications qui ne changent rien à son principe et qui se catégorisent dans deux systèmes définis, système, d'éclairage par rayons réfléchis ou par rayons directs.

Un des plus simples est celui du docteur Krishaber. Il se compose d'un anneau métallique qu'on passe au tour du verre d'une lampe. Aux extrémités d'un même diamètre, se trouvent : 1° une lentille qui sert à faire converger les rayons lumineux sur le larynx ; 2° un réflecteur qui renforce ces rayons lumineux et protège la vue du médecin contre la chaleur intense de l'éclairage. La lumière peut encore être renforcée par un abat-jour ordinaire.

Le malade est placé de façon que, sa bouche étant ouverte, le fond de sa gorge soit bien éclairé ; le médecin dispose en arrière et en haut du larynx son miroir d'inspection, dans lequel se réfléchissent toutes les formes de détail du tube aérien éclairé. Ce miroir est supporté par une longue tige qui permet de le porter aussi loin qu'il est nécessaire.

L'instrument de M. Krishaber est donc très simple et son emploi très facile.

A notre époque, où les maladies du larynx sont si fréquentes et si variées, il est nécessaire d'avoir recours au laryngoscope. En effet, comment pourrat-on sérieusement, sans lui, diagnostiquer une laryngite catarrhale chronique, une altération des cartilages du larynx, une laryngite glanduleuse ou sous-muqueuse, une phthisie laryngée ou syphilitique, un abcès, une tumeur, un polype, une névrose, etc? A Cauterets, où l'on soigne spécialement les affections des organes respiratoires, le laryngoscope rend les services les plus importants au point de vue du diagnostic et même du pronostic, puisqu'il ne sert pas seulement à distinguer la maladie, mais qu'il permet en outre de voir si elle s'aggrave, si elle reste stationnaire ou si elle marche vers la guérison.

Il rend encore des services sous le rapport du traitement, puisqu'avec son secours on peut aller cautériser des parties éloignées et cachées au regard, soit avec un caustique solide, soit avec un caustique liquide.

Ophtalmoscope.

L'ophtalmoscope est aussi d'une grande utilité dans les stations thermales. A dire vrai, on voit peu d'affection de l'organe de la vue traitées spécialement aux eaux minérales, mais on y rencontre beaucoup de personnes venues pour telle ou telle maladie profiter de leur voyage et chercher à guérir des troubles ou des lésions de l'œil. Eh bien ! il est des maladies de ce groupe qu'il serait dangereux de vouloir traiter par les eaux à cause de leur action congestive, et il en est d'autres que l'on peut au contraire soumettre à un traitement thermal. Dans cette dernière catégorie, on peut ranger par exemple certaines lésions dépendant de la syphilis, comme cela nous est arrivé plusieurs fois. Mais pour ne pas commettre d'erreurs préjudiciables aux malades, il est urgent d'examiner avec l'ophtalmoscope l'appareil de la vision, examen qui éclaire le diagnostic différentiel et met le médecin en état de se prononcer.

Spéculum à grille.

Dans un autre ordre d'idées, nous nous sommes particulièrement félicités d'avoir fait usage, pour le diagnostic et pour le traitement de certaines maladies des organes génitaux de la femme, du spéculum à grille que nous avions vu entre les mains de M. le docteur Salamon, médecin spécialiste de Toulouse.

Pour avoir une idée de cet instrument, on n'a qu'à diviser en longueur par bandes égales un spéculum plein ordinaire; on enlève la substance métallique des bandes paires, par exemple, et l'on obtient ainsi un spéculum à jour, qui laisse voir une moitié longitudinale du vagin par fractions. On peut perfectionner ce spéculum en remplaçant les bandes pleines restantes par de simples tiges métalliques, réunies entre elles par deux cercles, celui qui doit être en contact avec le col de la matrice étant plus petit et plus épais. C'est ce qu'à fait M. Salamon et cette pratique, qui permet de voir le canal vulvo-utérin dans tout son développement, rend aussi d'incontestables services au point de vue du traitement hydro-minéral. En effet, avec le spéculum à grille, on peut, étant dans un bain général ou dans un bain de siége, prendre un véritable bain local dont bénéficie l'utérus ; on peut aussi appliquer sur le col des douches qui le frappent directement et qui, par suite, sont plus profitables.

Essai par les eaux minérales sulfureuses.

A l'occasion de la fièvre thermale et de la médication substitutive, nous avons vu que le traitement hydro-minéral lui-même peut remplir le rôle de pierre de touche. Combien de syphilitiques, endormis dans une fausse sécurité, par des traitements insuffisants, par une forme en apparence bénigne qui avait fait négliger tout remède spécifique, viennent se guérir d'un rhumatisme ou d'une bronchite catarrhale chronique, et voient apparaître, sous l'influence de nos eaux, des écoulements, des ulcérations, des éruptions caractéristiques ! Ces accidents sont alors une révélation pour le médecin et il se conduit en conséquence. N'arrive-t-il pas aussi quelquefois au médecin, après avoir visité un malade qui se plaint de la poitrine, de s'occuper exclusivement de cette région et de voir surgir une poussée rhumatismale ; ne voit-on pas, par contre, chez un rhumatisant, survenir au milieu du traitement une hémoptysie que rien ne pouvait faire légitimement soupçonner ? Un traitement hydro-minéral, appliqué en apparence rationnellement contre les manifestations d'une maladie qui semble bien définie, vient donc ainsi parfois éclairer la situation d'un jour tout nouveau et dicter au praticien, même le plus habile, une conduite différente.

Médications ordinaires.

En ce qui concerne le traitement pur et simple des maladies traitées à Canterets, nos confrères et nous, nous prescrivons parfois à nos malades des médicaments qui sont susceptibles de hâter un résultat favorable, soit que les eaux se trouvent mal supportées au début ou n'agissent pas assez promptement, soit que nous veuillons, en stimulant l'organisme par nos eaux, rendre à celui-ci tout le bénéfice d'une substance pharmaceutique dont l'effet ne se produisait plus par manque de tolérance, par défaut d'absorption ou par suite de l'accoutumance. Ainsi, aux dyspeptiques, qui ne peuvent supporter au début qu'une petite quantité de nos eaux, on prescrira du sirop de quinquina ou du sirop de Portal ; ainsi, les mercuriaux font survenir chez certains syphilitiques des accidents diarrhéiques prolongés, lorsqu'ils sont employés seuls, tandis qu'avec l'usage simultané de nos eaux ils sont plus facilement supportés ; ainsi, quand vous traitez un rhumatisant et que vous cherchez à produire une forte diurèse, vous secondez l'effet de la source par le colchique, la scille ou l'azotate de potasse.

Il en est de même de certains agents particuliers, comme l'électricité : nous avons vu des malades porteurs de névralgies, de paralysies partielles du sentiment ou du mouvement liées à un état diathésique ;

tout en soignant la diathèse par des moyens généraux, nous traitions ces manifestations par l'électricité et nous avions lieu de nous en féliciter.

Nous avons aussi parfois recours à une médication locale, comme dans le cas de certaines maladies du larynx, de l'arrière-bouche et des fosses nasales. Par exemple, nous administrons dans le coryza ulcéreux des poudres médicamenteuses, nous cautérisons des granulations avec diverses subtances, etc.

Cependant, nous déclarons qu'en thèse générale, nous nous dispensons de tous ces moyens accessoires, internes ou externes, parce que nous croyons à la puissance curative de nos eaux, parce que nous connaissons les résultats qu'elles produisent chaque année et que nous avons vu dans certains cas leur action gênée ou modifiée par l'emploi simultané des agents thérapeutiques ordinaires.

Eaux transportées.

Enfin, le médecin des eaux peut chercher à assurer les résultats conquis par son expérience en conseillant ou en faisant conseiller au baigneur de boire chez lui, après quelques mois d'intervalle, une certaine quantité d'eau transportée. Nous avons dit plus haut notre manière de voir sur les convenances à observer entre confrères, nous voulons parler ici des avantages que le malade pourrait retirer de l'usage des eaux transportées.

Celles de César, de Mauhourat et de la Raillère sont les seules qui servent à l'exportation et ce sont, en effet, celles qui se conservent le mieux. Nous devons dire qu'elles éprouvaient autrefois dans le transport un certain degré d'altération qui ne tient point à leur nature particlière, mais qu'elles partageaient avec les autres eaux sulfureuses et qui dépendait de l'action de l'air qui s'y trouvait en dissolution. Aujourd'hui cette altération ne se présente plus, grâce au procédé d'embouteillage employé par M. Broca. Voici en quoi il consiste : Un tube de caoutchouc communique avec la source ; il est terminé par un tube d'étain ; près du bout adhérent, ce tube d'étain est entouré d'un disque de cuivre doublé d'une rondelle de caoutchouc. Pour emplir une bouteille, on y introduit le tube métallique, qui est retenu par le disque et dont l'extrémité libre est près du fond. En quelques secondes, la bouteille s'emplit, l'air qu'elle contenait est déplacé par l'eau minérale et s'échappe par un petit trou pratiqué dans l'épaisseur du disque, qui est bien appliqué sur le goulot. C'est par ce procédé intelligent qu'on évite les déperditions sulfureuses et que l'on conserve à nos eaux leur valeur native.

M. Filhol a fait des essais nombreux sur nos eaux transportées et il a constaté que la moyenne de la sulfuration était de 24 milligrammes par litre pour l'eau prise au griffon de César, et de 22 milligrammes pour la même eau ayant un an de bouteille ; que l'eau de la Raillère avait 18 miligrammes de sulfuration prise au griffon et 16 milligrammes après un séjour d'un an dans des bouteilles.

Comme le fait justement remarquer M. le docteur Gigot :

« Tandis que la source du *Pré* numéro 1 de Luchon embouteillée sous l'air perd presque la moitié de son principe sulfureux, et la *Grotte supérieure* presque le quart, *César* de Cauterets ne perd que le douzième, et la *Raillère* que le neuvième au plus. En comparant même la dépertition qui s'opère dans les eaux de Luchon embouteillées sous l'azote avec celle qu'éprouvent les eaux de Cauterets embouteillées sous l'air, on trouve encore une différence considérable, puisque pour les premières la déperdition varie entre 5 et 14 milligrammes, et que pour les secondes elle est limitée entre 1 et 3 milligrammes. »

Mais la preuve la plus sûre de la conservation de nos eaux transportées se retrouve dans l'usage qu'on en fait au loin. De tous côtés, chaque année, des malades nous reviennent en nous disant qu'il se sont bien trouvés de leur usage et les médecins avec qui nous avons des relations nous le témoignent de leur côté.

Eaux minérales diverses.

Nous avons dit que nous nous abstenons autant que possible de médicaments, parce que les médecins qui savent utiliser les eaux sous toutes leurs formes leur associent rarement des agents pharmaceutiques. Mais

nous aimons à voir les pharmaciens de chaque station
thermale tenir un dépot d'eaux minérales différentes;
car il se présente beaucoup de cas où on peut les asso-
cier avantageusement à celles de la station sulfureuse.
Ainsi, M. R. Parise cite le cas d'un malade atteint de
coliques néphrétiques, qui se trouva fort bien de cou-
per l'eau d'Enghien avec de l'eau de Vichy. Il joignait
ainsi à la première l'élément alcalin qui lui manque
et que possèdent les eaux de Cauterets. Dans certains
cas d'anémie, de chlorose, M. P. Bouland a employé
avec avantage l'eau ferro-manganésienne de Cransac
avec les eaux sulfureuses.

Pulvérisation.

A Cauterets, nous avons une salle de pulvérisation
pour les dames et une pour les hommes. Toutes deux
sont situées dans l'établissement des Thermes. Une
pompe aspirante et refoulante, manœuvrée par un gar-
çon de bains, apporte la masse liquide dans un conduit
qui fait le tour de la salle. De ce conduit partent de
petits tuyaux munis de l'appareil qui suit : dans une
mortaise, on implante une petite pelle, un tambour ou
un tamis, de façon que cet objet se trouve entre la
tête du malade et l'ouverture du tuyau. Le malade,
étant assis et prêt à prendre sa pulvérisation, tourne
une vis qui permet à l'eau de sortir à jet aigu. Le
liquide vient se briser sur le tambour, la pelle ou le tamis et rejaillit en poussière dans l'arrière bouche du
baigneur.

Les pulvérisations au tambour et à la pelle sont ordinairement destinées aux affections de l'arbre respira- et aux granulations pharyngiennes ; celle au tamis, qui est plus grossière et qui fait douche, est plus spécialement prescrite pour les affections de l'arrière-bouche.

Parfois on ordonne à certains malades la douche directe par le jet aigu, sans l'intermédiaire des trois instruments ci-dessus. Nous avouons être peu partisans de ce procédé, qui chatouille désagréablement, qui est difficilement supporté, qui peut amener des accidents, par exemple la perforation du voile du palais ou de la luette, et qui, ne frappant qu'un petit point de l'arrière-gorge, ne peut avoir qu'une action très-limitée.

L'utilité de la pulvérisation au tamis (il existe des tamis à mailles plus ou moins grandes), est indiscutable ; elle modifie parfaitement les maladies pour lesquelles on la prescrit, par l'action physique de la douche et par l'action médicatrice de l'eau minérale qui conserve son caractère sulfureux.

Les pulvérisations au tambour et à la pelle, qui sont encore plus ténues que celles-là, ont encore une influence minérale, mais n'agissent pas comme douche. Elles sont prescrites avec avantage dans des affections pharyngiennes qui présentent un certain degré d'irritation. Mais quand on les ordonne pour les maladies du larynx et des gros tuyaux, elles rentrent dans la catégorie des inhalations dont elles sont une grossière image dont elles n'ont pas la valeur.

Inhalation.

L'inhalation se fait à Cauterets dans une salle qui fait suite à la salle de pulvérisation pour dames. Dans cette salle, parfaitement close, se trouve une énorme cloche sous laquelle vient se heurter un jet d'eau minérale, qui suit un trajet ascendant. En se heurtant, l'eau est divisée, elle s'échappe en poussière fine et en vapeur, puis elle se condense sur les murs par le refroidissement. Mais l'atmosphère est toujours saturée d'humidité à cause de la permanence du procédé de pulvérisation.

Ce système a plusieurs inconvénients : 1° la salle est chaude, et l'on risque d'être refroidi subitement quand on respire l'air frais du dehors ; 2° la salle est humide et mouille les vêtements, ce qui assure le refroidissement ; 3° la salle est très-petite et l'air respirable s'y renouvelle peu ; 4° elle constitue un mauvais procédé d'inhalation, en ce sens que les poumons sont sursaturés de vapeur d'eau à cause de la grande quantité de liquide amenée par une forte pression ; 5° enfin, il n'y a pas d'appartement où l'on puisse séjourner quelques instants avant de rentrer dans l'atmosphère extérieure.

L'association médicale de Cauterets a demandé l'installation d'un autre outillage et d'autres appartements.

En attendant, nous préférons envoyer nos malades respirer l'atmosphère de la piscine de natation, parce qu'elle est moins chaude, que la vapeur d'eau y est moins épaisse et que l'air s'y renouvelle mieux à cause des grandes dimensions du corps de bâtiment dont on ouvre les portes toute la nuit et dans le jour (de midi à deux heures).

Pour nous, l'inhalation à Cauterets a une action émolliente due à la vapeur d'eau, mais elle n'a qu'une action minérale très-faible. M. Filhol a démontré qu'en une heure on n'y absorbe que quelques milligrammes de principes sulfureux. D'ailleurs cela se conçoit facilement, puisque le sulfure de sodium des sources de Cauterets se transforme en polysulfure de sodium, sulfite et hyposulfite de soude, et non pas en acide sulfhydrique ; ou du moins il se dégage très-peu de cet acide. La meilleure preuve qu'il y a un faible dégagement d'acide sulfhydrique, la voici : quand on examine les conduits des eaux, on voit des quantités à peine appréciables de soufre. Or, dans les conduits de Luchon, il s'en trouve de grandes quantités ; « il est évident, dit M. Filhol (1), que ce soufre est transporté aux parois supérieures sous la forme d'une combinaison gazeuse, et comme l'expérience prouve que les eaux de Luchon laissent dégager de l'acide sulfhydrique quand on les fait chauffer, il est naturel de penser que les dépôts de soufre doivent leur origine à la décomposition de ce gaz par l'oxygène de l'air,

____

(1) Filhol : *Loco citato.*

qui, pénétrant dans les conduits ou dans les réservoirs en trop faible quantité pour pouvoir brûler les éléments de l'acide sulfhydrique, brûle seulement le plus combustible, l'hydrogène, et met le soufre en liberté. » Il est donc évident qu'à Cauterets les eaux émettent beaucoup moins d'acide sulfhydrique que celles de Luchon.

Nous déclarons d'ailleurs que nous sommes peu partisans de l'inhalation dans les stations où l'eau laisse dégager l'acide sulfhydrique en quantités appréciables, parce que le gaz a sur les poumons et sur le cerveau une action congestive manifeste, et qu'il peut aggraver plutôt que guérir les maladies de poitrine par suite du molimen hémorrhagique qu'il est susceptible de provoquer. Nous considérons nos inhalations de Cauterets comme bonnes en ce sens qu'elles sont émollientes et constituent un vrai cataplasme intérieur, applicable à certains états particuliers dont nous reparlerons plus tard.

Gymnastique.

A Cauterets, comme dans toutes les autres stations thermales, il n'y a pas de gymnase. M. Dalis, directeur du Casino, doit en établir un à côté de l'établisment des Œufs, pour la saison de 1872. Nous l'en félicitons bien sincèrement, car pour nous la gymnastique est utile aux personnes en santé et à certains malades, puisqu'elle entretient chez les premières l'harmonie fonctionnelle de tous les organes et qu'elle

contribue à guérir les autres. La gymnastique a été
appréciée de tout temps. Dans l'organisation antique,
le gymnaste était, non pas celui qui enseignait les mouvements, non pas celui qui faisait tel ou tel exercice de
force, mais celui qui savait apprécier le régime ; il
était, comme on le voit, un médecin, borné à la spécialité de la gymnastique, tandis que l'autre, qui
s'appelait pédotribe, qui exécutait les ordonnances
prescrites, mais sans savoir quel effet elles produisaient sur la santé, était relégué au second plan et
réduit à l'état de manœuvre. Nous n'insisterons donc
pas sur l'utilité de la gymnastique.

Massage.

Le massage est en quelque sorte une gymnastique
passive : on l'applique à des parties dont les mouvements sont impossibles ou dont la situation isolée ne
menace pas l'organisme entier, c'est le massage partiel ; on l'applique à tout le corps, quand on veut agir
sur le tempérament, sur la constitution, sur une maladie qui intéresse tout l'organisme, c'est le massage
général.

Le massage ranime les fonctions des sécrétions,
d'absorption et d'exhalation de la peau, ravive par
suite et excite la circulation dans les vaisseaux sanguins et lymphatiques. La circulation est améliorée,
la nutrition plus vive, l'absorption plus active ; il y a
une véritable recrudescence des actes biologiques dont
la superficie du corps est le siége, recrudescence qui

se transmet aux actes biologiques des parties plus profondes; les muscles sont plus agiles, les articulations,
lubrifiées par une synovie nouvelle, sont plus mobiles et
plus souples. Il rétablit l'action organique affaiblie ou
entravée, et prévient ou guérit certaines maladies. Il
convient dans les débilités musculaires, la chlorose,
les convalescences longues, les atrophies ou émacia-
tions, générales ou partielles, qui dépendent d'un trouble de l'innervation ou de certains obstacles au cours
du sang. Il convient dans les engorgements et hyper-
trophies des glandes vasculaires et lymphatiques
(goître, hypertrophie de la rate, du foie, etc.), dans les
paralysies de la vessie, dans la simple atonie de l'organe, dans l'anaphrodisme et la spermatorrhée, dans
la polysarcie ; enfin dans un grand nombre d'affections
chirurgicales, comme l'entorse récente ou ancienne,
les hydarthroses, les crépitations douloureuses des
tendons ou ténosite crépitante, les kystes synoviaux,
les affections rhumatismales; la goutte, les ruptures
des muscles, ainsi que leur atrophie; l'ankylose, la tumeur blanche, etc., toutes affections qu'on traite par
nos eaux de Cauterets. Le massage est donc un puissant auxiliaire de la médication hydro-minérale, mais
il faut se rappeler une observation du docteur
Dreyfus, spécialiste distingué : « Dans tous les cas, si
les tissus sont altérés, le massage est dangereux. »

CHAPITRE IX.

Des contre - indications et des indications générales des eaux de Cauterets.

* * *

Contre indications.

La connaissance du mal que peut faire un remède est peut-être plus essentielle que celle du bien qu'il peut produire. La médication hydrologique a ses limites, ses mécomptes et ses déceptions, comme tout agent de la matière médicale. Trop souvent le pays des eaux minérales a passé pour le pays des miracles. Il n'en est pas malheureusement toujours ainsi et notre devoir est de signaler les cas où nos eaux doivent être défendues ou ordonnées avec des précautions rigoureuses.

Les eaux de Cauterets doivent être contre-indiquées, c'est-à-dire ne pas être administrées, dans certaines conditions physiologiques et pathologiques. Ces contre-indications peuvent être absolues ou relatives.

Conditions physiologiques : Menstruation.

Les eaux sulfureuses de Cauterets, et particulièrement l'eau de la Raillère, déterminent sur l'utérus en dehors de la période cataméniale un mouvement congestif, plus ou moins marqué selon les personnes ;

ce mouvement congestif se traduit par des rêves éro-
tiques, par une certaine excitation du sens génital ; il
arrive même assez souvent que les règles sont avancées de quelques jours.

Quand les menstrues sont établies, les eaux ont sur
elles une influence trè -notable : l'organe de la gé-
nération se trouve déjà dans un état de congestion
physiologique, cet état est alors exagéré par l'action
excitante des eaux.

En général, on peut continuer à appliquer le traitement interne, en ayant soin de modérer les doses de
boisson pendant toute la durée de la menstruation ;
on peut aussi administrer un traitement externe partiel, s'adressant à des affections localisées, pourvu que
ces affections siégent dans la moitié supérieure du
corps, par exemple l'inhalation, la pulvérisation, les
douches sur un rhumatisme articulaire des membres
supérieurs, etc., on peut même ordonner des bains
d'une certaine durée à certaines femmes, chez lesquelles la période retarde ou est difficile. Mais il est
nécessaire de renoncer aux bains chez le plus grand
nombre ; il est surtout nécessaire de défendre à toutes
l'usage des douches générales et surtout des douches
limitées aux membres inférieurs et au bassin, parce
que, dans ces circonstances, l'écoulement sanguin se
prolonge démesurément ou prend des proportions
alarmantes , conditions nouvelles qui d'abord sont
contraires à la santé et qui de plus retardent ou annu-
lent la curation de la maladie traitée. Nous avons

visité souvent des malades qui se soignaient seules ou qui étaient venues à Cauterets avec une prescription du dehors, et chez lesquelles une médication abusive avait déterminé une métrorrhagie.

Autant que possible, il est bon d'envoyer les femmes aux stations thermales de telle sorte que la fin de leur période coïncide avec leur arrivée ; si cette condition ne peut être obtenue, il est nécessaire d'insister auprès d'elles, afin qu'elles ne laissent rien au hasard quand elles verront leur flux apparaître.

Grossesse.

Si les contre-indications des eaux ne sont pas absolues pour la menstruation, elles le sont pour l'état de grossesse, au moins pendant tout le temps où l'enfant ne peut naître viable, c'est-à-dire jusqu'au 180ᵉ jour après la conception: autrement on expose la femme à un avortement, c'est-à-dire à la destruction du fœtus, et à un accident qui peut exposer la mère, accident dont les suites sont toujours fâcheuses pour celle-ci, puisqu'une fausse couche dispose à une seconde, et qu'après plusieurs il est bien rare qu'il ne survienne pas quelques lésions organiques de l'utérus, et que la femme ne soit pas dans un état équivalent à une stérilité absolue.

L'année dernière encore, nous avons été appelé auprès d'une dame chez qui l'usage de nos eaux en boisson et en bains avait déterminé, en quelques jours, une fausse couche après deux mois de grossesse.

A partir du 180e jour, les eaux sont encore contre-indiquées, parce que les enfants viennent au monde dans des conditions défavorables et qu'il en meurt 15 sur 30, parce qu'aussi, dans le cas d'accouchement prématuré accidentel, il meurt une femme sur 15. A partir du 260e jour, au contraire, le traitement hydrominéral n'a aucun inconvénient, puisque la grossesse est à son terme et que la mère et l'enfant sont dans de bonnes conditions pour que l'accouchement naturel s'opère.

Ages divers.

Les eaux de Cauterets doivent être appliquées avec une grande réserve dans la première enfance, c'est-à-dire jusque vers l'âge de sept ans. Dans cette période de la vie, il se fait un accroissement rapide qui expose par lui-même les enfants à certaines maladies et dont le travail doit être par conséquent respecté.

En dehors de cette contre-indication spéciale, il est des précautions à prendre. On sait que l'âge a une influence générale sur le siége des maladies, que l'adolescence est sujette aux poussées qui se localisent dans l'appareil pulmonaire, tandis que chez les vieillards les mouvements fluxionnaires et congestifs se portent plutôt vers la tête et l'abdomen. Il faut donc tenir compte de ces nuances lorsqu'on est appelé en consultation, montrer une certaine modération et apporter une surveillance toute particulière dans l'application du traitement. Sans cela, on s'exposerait à voir survenir une hémoptysie survenir chez un adolescent une apoplexie ou un flux hémorrhoïdal sérieux chez un vieillard.

Constitution, tempérament, idiosyncrasie.

On sait que la constitution est le fond de la nature individuelle, dont le tempérament est la forme plus ou moins durable, qu'elle résume tous les éléments organiques et fonctionnels, qu'elle est la formule générale de chaque organisation. Il faut donc tenir compte de l'individualité de chaque malade. C'est ainsi qu'on ne pourra prescrire nos eaux à des constitutions par trop irritables et disposées aux mouvements fluxionnaires ou par trop délabrées, chez lesquelles la médication thermale appellerait une activité trop énergique. Un inconvénient grave de l'emploi des eaux excitantes, surtout quand il est abusif, est de jeter l'organisme dans cet état particulier que Brown appelait asthénie, par un épuisement direct que produisent des sécrétions excessives, une fatigue, une usure réelle du dynamisme nerveux. « On ne maintient pas impunément pendant quelque temps un système entier au-dessus du type physiologique ; la somme des forces dévolues à chaque organisme par sa constitution est limitée, et c'est abréger la vie que de tendre trop brusquement et trop longtemps le ressort des fonctions générales : c'est une prodigalité dont on se repent plus tard (1). »

Celles de nos eaux qui sont le plus excitantes conviennent aux tempéraments lymphatiques et lymphatico-sanguins ; les autres conviennent aux tempéraments nerveux d'une manière plus particulière ; Mauhourat est plutôt applicable aux tempéraments bilieux.

L'idiosyncrasie est cette disposition qui fait que chaque individu a une susceptibilité particulière, une manière à lui propre d'être influencé par les divers agents capables d'impressionner d'une facon quelconque nos organes. Il peut arriver chez telle personne affectée d'une prédisposition quelconque que l'excitation, qui paraissait d'abord avoir réparti à tous les appareils une énergie fonctionnelle plus g⁻ande, ne fasse que nuire à l'organe déjà irrité, dans lequel les phénomènes de fluxion augmentent encore. Cela s'observe chez les gens qui ont le foie volumineux, l'estomac atigué, etc.

On doit envoyer à d'autres sources les personnes arrivées à la *satiété minérale*, dont nous parlerons dans le chapitre.

Certains malades, qui ont suivi plusieurs fois dans une station un traitement ordinaire de 20 jours, ne peuvent plus maintenant supporter ces eaux ; cela nous

____

(1) G. Astrié : De la Médication thermale sulfureuse appliquée.

est arrivé personnellement, et maintenant, après deux ou trois jours de l'usage de la Raillère ou de César en boisson, nous avons un dégoût profond pour ces sources. La satiété arrive même au bout de quelques jours, chez des malades qui viennent pour la première fois à nos eaux, et alors il est urgent de les renvoyer. C'est un cas exceptionnel, mais il se présente quelquefois.

Conditions pathologiques.

Pendant la période d'acuité ou d'irritation des maladies, dans les cas d'éréthisme morbide, il faut proscrire l'usage de nos eaux ou ne les ordonner qu'avec une grande réserve. Ainsi, un rhumatisme encore à l'état aigu sera exaspéré par l'emploi des eaux de César ou des Espagnols ; s'il était apyrétique, il pourra devenir pyrétique ; s'il était accompagné de fièvre, il y aura imminence de troubles cardiaques ou cérébraux. Il en est de même pour la phthisie particulière aux individus sanguins ; ici, les mouvements fluxionnaires sont faciles et prompts, ils sont suivis de phlegmasies pulmonaires. Il en est encore de même dans les cas de phthisie traités ordinairement à Cauterets, lorsque l'on a attendu, pour y envoyer les malades, qu'ils soient arrivés dans un état de marasme, de colliquation et de dépérissement tel qu'il n'y a plus de force réactionnelle possible, et que les eaux n'ont plus qu'à noyer le peu de vie qui reste, selon l'expression énergique et vraie de G. Astrié.

Les eaux de Cauterets et leurs analogues nuisent aux

personnes ayant l'habitude de faire des excès alcooliques, qui disposent aux congestions cérébrales et pulmonaires.

La vive stimulation de l'appareil circulatoire, qui
est un des résultats ordinaires de nos eaux et qui est
en raison directe de leur thermalité et de leur sulfuration, est une contre-indication formelle de leur emploi
dans les cas que nous allons énumérer.

Les eaux sulfureuses augmentent, dans les maladies
aigües, la réaction fébrile et les dispositions hémor-
rhagiques; elles provoquent par exemple l'hémoptysie
et l'hématémèse chez les individus sanguins, scorbutiques ou atteints d'affections organiques.

Elles sont dangeureses dans les maladies de l'appareil circulatoire, telles que les anévrismes, les lésions
valvulaires, l'hypertrophie (concentrique ou excentri-
que), et dans l'asthme qui coexiste avec ces altérations
organiques avancées.

Elles sont incompatibles avec un état de ramollissement ou d'apoplexie des centres nerveux et avec les
paralysies qui en sont la conséquence.

On doit prohiber nos eaux excitantes chez les épi-
leptiques ou les hystériques qui présentent une disposition aux congestions sanguines actives ; dans les
névroses aigües, les délires chroniques, les névralgies
symptomatiques d'une légion organique ou liées à une
vive sensibilité générale. Cependant nous faisons une
réserve expresse pour l'eau du Petit-Saint-Sauveur et
pour celle du Rocher.

Dans le scorbut, le traitement devra être surveillé de près et consister exclusivement en soins externes, si la cachexie est avancée ; on pourra leur adjoindre l'eau de Mauhourat en boisson, si la tendance hémorrhagique n'est pas caractérisée.

La goutte aigüe doit être absolument respectée ainsi que les maladies organiques du foie, des reins et, en général, de tous les viscères. Nous renvoyons impitoyablement les malades atteints de dégénérescence ou de désorganisation cancéreuse.

Quand les phlegmasies chroniques sont accompagnées de fièvre, comme la métrite, les diverses maladies articulaires, les gastro-entérites, etc., nous nous abstenons complètement.

Enfin, la fièvre hectique provenant de suppurations internes est aussi pour nous une contre-indication formelle.

Il est d'autres contre-indications, mais nous nous contentons de signaler celles qui précèdent. Toutefois, nous dirons en terminant ce chapitre que les améliorations ou la guérison définitive des affections chroniques sont l'œuvre de l'action consécutive des eaux, et qu'il ne faut pas chercher, dans un emploi trop prolongé des sources actives et dans leurs effets immédiats, à obtenir une sorte de guérison forcée, parce que de graves accidents peùvent en résulter.

Indications physiologiques.

Lorsque le traitement par les eaux sulfureuses est bien indiqué par la nature de la maladie, le médecin est amené chaque jour à apporter des modifications dans l'emploi de telle ou telle source par la variété des tempéraments, des âges, des sexes, des habitudes morbides, des constitutions, etc. Il est clair, d'après tout ce que nous avons dit sur les propriétés et les modes d'action des eaux sulfureuses de Cauterets, que les tempéraments sanguins devront user de nos eaux sulfureuses tempérées et très faibles comme le Petit-Saint-Sauveur, et ne pourront arriver à des eaux plus chaudes et plus sulfureuses, comme celles de César et des Espagnols, que par une pente ménagée et insensible, basée sur les doses ; il est évident aussi que pour les tempéraments lymphatico-sanguins, on pourra marcher plus résolument dans cette voie ascendante. Au contraire, les tempéraments lymphatiques pourront commencer de suite par nos eaux les plus chaudes et les plus minéralisées. Aux tempéraments nerveux on prescrira l'eau dégénérée du Rocher et de Rieumizet en boisson et en bains, combinée avec les bains du Petit-Saint-Sauveur.

Les enfants et les vieillards s'accommoderont de bains doux, les adolescents et les personnes d'âge mùr de nos eaux moyennes et fortes.

Les femmes dont le tempérament est plus nerveux

que celui de l'homme, se trouveront bien de nos eaux faibles au début, et plus tard pourront affronter nos sources excitantes.

Chaque malade a son idiosyncrasie par suite de laquelle le fonctionnement de tel organe prédomine sur le fonctionnement des autres. C'est justement cet organe qui est le plus excité par l'action de nos eaux. Telle personne aura une évacuation intestinale, telle autre une sueur abondante, cette autre une crise urinaire. Il importe alors d'éloigner des organes ainsi habitués à une activité exagérée toute cause d'irritation.

Pour ce qui a trait aux constitutions, il faut en tenir compte et se rappeler que plus elles sont fortes, plus l'on peut opérer hardiment, parce qu'on a moins à craindre ; que plus elles sont faibles, plus il faut se conduire avec prudence, parce qu'on a plus à craindre.

Indications pathologiques.

Nous allons voir maintenant les indications générales de nos eaux au point de vue de la maladie considérée en ell·-même ; les indications spéciales à telle ou telle maladie feront l'objet du chapitre suivant.

M. Patissier a dit que les eaux agissent surtout en imprimant aux maladies chroniques un état légèrement aigü, qui réveille les organes engourdis, augmente les sécrétions et favorise des crises salutaires. Cette excitation, lorsqu'elle est lente et modérée, guérit les maladies opiniâtres ; mais, trop forte, elle les exaspère, ranime les inflammations latentes et hâte les progrès des dégénérescences organiques. C'est surtout dans les stations thermales comme celle de Cauterets, où l'on rencontre des sources si nombreuses et si variées dans leurs effets, qu'on peut étudier la nature et la marche des maladies chroniques d'une manière large et complète. A chaque instant, on y constate l'existence de quelque diathèse latente, dartreuse, rhumatismale, goutteuse, syphilitique, scrofuleuse, qui les produit ou les entretient. Comme le dit si bien G. Astrié, « l'excitation minéro - thermale met en saillie, fait apparaître leurs manifestations caractéristiques, accuse leur expression encore indécise, substitue l'état actif à l'état virtuel, puis guérit quelques-unes d'entre elles, dartres, rhumatismes, accidents syphilitiques, qu'elle agisse seule ou qu'elle soit associée à des altérants comme l'iode et le mercure. Et, dans tous les cas, l'action puissante des eaux est d'autant plus manifeste que la plupart des malades ont été soumis a des traitements très-énergiques. Ce n'est, en effet, très-souvent que la vue du peu de succès des médications ordinaires, qui détermine les médecins à envoyer leurs malades aux stations thermales (1). »

Dans une maladie chronique localisée, il y a, outre le fond morbide général diathésique qui tend à modi-

---

(1) G. Astrié : loco citato.

fier plus ou moins l'ensemble de l'organisme, une influence directe de l'altération fonctionnelle de l'organe souffrant sur les autres fonctions, et cela en dehors des sympathies nerveuses générales. Cette solidarité fonctionnelle s'opère, se transmet par les actions nerveuses réflexes ; elle explique comment, en modifiant les fonctions d'un organe (la peau, les poumons, les reins), on peut agir sur celles d'un autre, le foie par exemple ; elle prouve qu'il ne faut pas négliger le traitement local, même alors que l'on a affaire à une maladie généralisée, diathésique, et que même il faut le modifier suivant l'organe affecté.

Les eaux de Cauterets sont surtout indiquées dans les maladies chroniques provenant d'un principe rétrocédé, (rhumatismal, goutteux, dartreux), ou d'un flux habituel supprimé. Si, pendant le traitement ou à une époque ultérieure, on voit une poussée éruptive à la peau, une diaphorèse critique, le rétablissement d'un flux supprimé, on pourra pronostiquer une guérison. Mais la forme aiguë des maladies chroniques doit être modifiée et l'état d'acuité doit avoir disparu avant toute application du traitement thermal. Il ne suffit pas de déclarer que le rhumatisme ou les dartres sont guéries par nos eaux ; il faut surtout préciser si les eaux sont applicables à telle phase, à tel degré, à telle forme du rhumatisme ou des dartres ; savoir si la maladie est ancienne ou récente, aiguë ou chronique, si elle affecte les articulations, les muscles, les nerfs, si elle est fixe ou erratique, si elle est simple ou compliquée, etc. C'est justement cet ordre de considérations qui fait préférer telle ou telle station à la nôtre et réciproquement, qui fait choisir à Cauterets telle ou telle source et appliquer tel ou tel procédé.

Les eaux de Cauterets réveillent ou manifestent par leur action excitante toutes les affections diathésiques, et c'est, comme nous avons eu déjà l'occasion de le dire ailleurs, une sorte d'interrogation faite à l'économie dans les cas douteux. Elles sont donc indiquées d'une manière générale dans certaines affections rhumatismales et goutteuses, dans les diathèses scrofuleuse, syphilitique, dartreuse, etc. Elles ont aussi, par suite de l'excitation qu'elles provoquent, une action qui modifie les sécrétions et les résorptions et remonte les forces de l'organisme ; elles sont donc indiquées également dans les affections catarrhales chroniques, dans certaines affections chirurgicales et dans les débilités, anémies, épuisements, etc.

C'est ce que nous allons mieux préciser dans le chapitre suivant.

CHAPITRE X.

Maladies qui sont le plus avantageusement traitées par les eaux de Cauterets.

Affections catarrhales.

S'il est un genre de maladies dans lesquelles l'efficacité des eaux de Cauterets soit incontestablement établie et consacrée par les faits les plus nombreux et les plus authentiques, c'est, sans contredit, celui des affections catarrhales, caractérisées par une hypersécrétion des muqueuses, du tégument, du tissu cellulo-séreux, avec fluxion humorale et asthénie fonctionnelle, sujettes aux récidives et à un état aigu accidentel, existant simplement ou se rattachant à un état diathésique (rhumatismal, scrofuleux, herpétique, etc.).

C'est en agissant sur les produits de la sécrétion, qu'elles fluidifient et dont elles facilitent ainsi l'expulsion, en imprimant aux divers appareils une activité plus grande par l'influence de la stimulation minérothermale sur les fonctions nutritives et plastiques; c'est en exerçant sur les muqueuses une action spéciale, à la manière des baumes et des résines, que ces eaux réussissent si bien dans les catarrhes pulmonaires, dans les dyspnées nerveuses et dans l'asthme, dans les coryzas chroniques, ulcéreux ou non, dans les laryngites, dans ce qu'on appelle la disposition aux rhumes, dans les bronchites, les laryngo-trachéites, avec ou sans granulations. Il faut seulement varier le mode d'application suivant les cas et les constitutions. Tantôt on associe la boisson avec les bains et les douches, ou avec les demi-bains, les bains de jambes, les gargarismes, l'inhalation, la pulvérisation ; tantôt on prescrit la boisson seule. Dans les formes sèches, disposées aux complications phlegmasiques, la boisson mitigée avec un sirop approprié et les inhalations sont particulièrement utiles.

Les stomatites, les angines chroniques, les pharyngites glanduleuses sont avantageusement traitées par l'eau de la Raillère en boisson, en gargarismes, en bains, secondée s'il est nécessaire par des cautérisations ; les embarras gastro-intestinaux, les dyspepsies, les gastrorrhées, les vomissements glaireux, les diarrhées muqueuses et bilieuses, par l'eau de Mauhourat en boisson.

La goutte militaire, les uréthrites chroniques, le catarrhe vésical, la leucorrhée vaginale, le catarrhe utérin, se trouvent aussi très-bien des eaux de la Raillère, du Petit-Saint-Sauveur, du Rocher, du Rieumiset et des Œufs, selon le cas particulier. Le Rocher et le Rieumiset conviennent surtout aux maladies des voies urinaires. Les spermatorrhées dépendantes d'un état d'atonie générale sont utilement combattues par la boisson et les douches périnéales.

Nous avons dit tout le parti qu'on peut tirer, dans les ophtalmies et les otites catarrhales, des lotions et injections avec l'eau de Rieumiset et des Yeux, combinées avec les bains, les douches révulsives et les pédiluves.

Enfin, on peut rapporter aux affections catarrhales ainsi que le démontre G. Astrié (1), les sueurs excessives, l'hypersécrétion folliculeuse des aisselles, des pieds, la polysarcie ou obésité, l'œdème, l'anasarque, les diverses hydropisies qui se lient si fréquemment aux rhumatismes, à la scrofule, à l'herpétisme, tous états auxquels la médication thermale sulfureuse peut être appliquée avec succès. Mais il faut exclure de ce cadre les hydropisies qui dépendent d'une lésion organique du cœur, des reins, des poumons, d'une lésion mécanique de la circulation, d'une phlegasime aigüe des séreuses, auxquelles les eaux sulfureuses ne sauraient être appliquées.

Nous traitons tous les ans à Cauterets une multitude de maladies rentrant dans les catégories que nous venons de passer en revue.

Phthisie pulmonaire.

La curabilité de la phthisie pulmonaire a été souvent mise en doute. Des exemples de guérison avaient

---

(1) Ouvrage cité.

été cependant rapportés par les auteurs les plus re-
commandables, mais ne pouvant s'appuyer sur les
signes précieux acquis depuis par la percussion et
l'auscultation, ces cas de guérison étaient considérés
par quelques-uns comme devant appartenir à d'autres
affections chroniques et profondes du poumon qui laissent encore des chances de guérir. Les observations
recueillies par la science et les faits plus récents rapportés par MM. Andral, Rogée, Boudet et Hughes Ben-
nett, prouvent que la phthisie, loin d'être une maladie
fatalement mortelle, peut se terminer d'une manière
favorable, à une époque assez avancée de son cours,
comme l'attestent les cicatrices et les concrétions qu'ils
ont trouvées. MM. Hirtz et Fournet pensent, au contraire, que le moment le plus propice est le début.

Les exemples de terminaisons, heureuses se sont
accrus dans ces dernières années par l'application de
nouveaux moyens de traitement On s'accorde donc
assez généralement aujourd'hui à admettre que ,
quoique ayant à son début de la tendance à faire des
progrès, le tubercule peut être fréquemment maintenu
à l'état stationnaire et quelquefois complètement arrêté, ou que, lorsqu'il est transformé et que ses produits ont été éliminés, la nature convenablement secondée peut réussir à réparer les désordres causés par
sa présence.

Expliquons maintenant la part que les eaux sulfureuses peuvent avoir dans ces résultats heureux.

Quelques-uns disent que, par elles, la guérison est

la règle, l'insuccès, l'exception. Cette proposition est tout-à-fait fausse. Etablissons d'abord un fait certain, c'est que le tubercule n'est pas résorbé, que par suite les eaux n'agissent pas sur lui comme modificateur spécifique, que même il n'existe aucun médicament qui se comporte à son endroit comme la quinine vis-à-vis des fièvres intermittentes, ou comme le mercure dans les cas de syphilis. Ce qui nous paraît bien justifié par une observation raisonnée et non par une appréciation systématique, c'est que les eaux sulfureuses améliorent souvent ou modifient profondément les conditions organiques qui préparent et activent l'évolution tuberculeuse, en immobilisant le tubercule ; qu'elles guérissent quelquefois en rendant ce temps d'arrêt définitif, ou en concourant au travail propre à effectuer la cicatrisation quand le tubercule est éliminé. Ces propriétés ne sauraient être contestées à l'eau de la Raillère ; des exemples de leur efficacité sont enregistrées chaque année et la fréquentation croissante de cette source atteste ses précieux effets.

Quelques distinctions sont toutefois nécessaires. Elles sont relatives aux diverses formes de la maladie, aux modifications imprimées à sa marche par le tempérament et la constitution du malade, au degré auquel elle est parvenue.

Nos eaux sont éminemment utiles dans la première période de l'affection, alors que le tubercule est à l'état cru, quand les sujets atteints sont dans les conditions anémiques qui accompagnent si souvent l'existence de la matière morbide ou en favorisent la production et les transformations. C'est en réveillant dans une mesure convenable l'activité languissante de toutes les fonctions, par leur action directe sur la nutrition, par leur action réflexe sur les sécrétions urinaire et cutanée, qu'elles signalent leur utilité dans ces circonstances, par une meilleure élaboration des sucs réparateurs, une émonction plus parfaite, l'accomplissement plus facile et plus régulier de la locomotion, de la menstruation, etc. ; elles détournent des poumons les mouvements fluxionnaires et favorisent l'état stationnaire, l'immobilisation du tubercule. A fortiori, conviennent-elles aux sujets placés dans ces mauvaises conditions constitutionnelles, avant que le tubercule aît manifesté sa présence, quand on ne fait que la soupçonner ou la redouter par les apparences et les antécédents héréditaires.

A une époque plus avancée, on peut encore avantageusement recourir à ces eaux, quand la maladie existe chez un sujet mou, lymphatique, peu excitable, et s'accompagne de fluxions catarrhales abondantes, d'amaigrissement, de faiblesse, de troubles digestifs, de sueurs. Par leurs effets généraux et par leur action élective sur le tissu pulmonaire et la muqueuse des bronches, elles produisent un effet hypercrinique, souvent un flux critique, qui paraît débarrasser l'organisme de la surcharge humorale ; les téguments et la muqueuse pulmonaire éprouvent une activité fonctionnelle qui donne lieu à une dépuration favorable ;

l'innervation acquiert une force de résistance qui domine l'impressionnabilité de la peau. Celle-ci, raffermie contre les influences atmosphériques, exerce une émonction continue et prévient ainsi les fluxions internes, qui n'y suppléent qu'avec danger. Enfin, par son action spécifique, l'agent hydro-sulfureux détermine la résolution des produits phlegmasiques qui enveloppent la masse tuberculeuse et fait qu'il ne reste plus dans les poumons, ainsi que l'attestent les signes stéthoscopiques recueillis alors, que des tubercules disséminés, rendus immobiles ou bien passés à l'état crétacé, dès lors compatibles avec les exigences de la santé ; ou bien encore, ces tubercules sont ramollis, lentement évacués et les excavations qui en résultent se cicatrisent ou se comblent.

Ces heureux résultats sont plus fréquemment qu'on ne pense obtenus par l'usage de nos eaux, sagement et attentivement administrées, mais c'est à la condition qu'on n'ait pas attendu, pour les y conduire, que les malades soient dans un état de marasme, de colliquation et de fièvre hectique, comme nous l'avons déjà dit dans le chapitre relatif aux contre-indications de nos eaux. Il en est de même dans les formes de phthisie qui atteignent les individus sanguins (voir le même chapitre).

Mais elles peuvent encore être très utiles à l'espèce de tuberculisation propre à certaines constitutions délicates et nerveuses, espèce que caractérisent une toux sèche, une irritation habituelle, une exhalation sanguine fréquente ; seulement elles commandent alors dans leur emploi la plus grande prudence et les plus grands ménagements. On conçoit combien facilement une dose un peu trop forte ou prise en temps inopportun peut provoquer la congestion pulmonaire, habituelle ou imminente, et l'hémorrhagie qui en est la conséquence ; tandis qu'une dose faible, encore mitigée par l'addition du lait, d'une boisson adoucissante, secondée par l'action dérivative des demi-bains et des bains de jambes, peut détourner les mouvements fluxionnaires en les portant à la peau, régulariser l'innervation et augmenter la résistance de tout l'organisme.

Cette forme se rencontre assez fréquemment à Cauterets, et nous sommes assez heureux pour voir les personnes qui la présentent, supporter presque toujours leur traitement sans accidents, ce qui dépent à la fois des précautions et des modes employés dans l'administration des eaux, de la proportion de principes sulfureux qu'elles renferment, de la quantité de substances alcalines et de matière organique qui y sont contenues. C'est à cette forme que G. Astrié conseille d'appliquer surtout le mode inhalatoire.

La tuberculisation pulmonaire se trouve fréquemment liée à une diathèse herpétique, dont les manifestations, contrariées par une disposition organique ou des conditions hygiéniques particulières, n'ont pu se produire à l'extérieur. M. le docteur Barret qui a écrit un livre d'une grande valeur sur les besoins morbides de l'organisme, a constaté que dans les familles où la tuberculose et l'herpétisme sont héréditaires, les enfants qui présentent des manifestations de celle-ci échappent à celle-là. On comprend combien les eaux sulfureuses peuvent être utiles en pareil cas, surtout employées de bonne heure, par l'activité qu'elles impriment à la peau et les poussées qu'elles y déterminent.

Quoi qu'il en soit, on ne doit pas, nous l'avons déjà dit ailleurs, agir avec vigueur et comme de vive force, il faut être très circonspect et laisser l'organisme bénéficier de soins appliqués avec méthode avant de recommencer un autre traitement hydro-minéral ; quelquefois, en redoublant une saison mal à propos, on défait tout ce qu'on a otbenu et même l'on précipite la fonte tuberculeuse, sans espoir de l'arrêter dans sa marche.

Congestion pulmonnaire chronique. — Pneumonie chronique.

La congestion pulmonaire chronique, dont l'existence a été reconnue il n'y que quelques années, est souvent la conséquence de la congestion aigüe du poumon, de la pneumonie et de la bronchite ; elle se rouvre parfois liée à la scrofule, à la tuberculose, à l'herpétisme, à la syphilis. Son diagnostic offre parfois des difficultés, mais la réussite complète de l'eau de la Raillère vient démontrer la vérité du vieil aphorisme : *Naturam morborum curationesostendunt*, car la tuberculose, qu'on peut confondre avec la congestion chronique, n'est pas guérie en une ou deux saisons, comme celle-ci. Autrefois, il y avait de fréquentes confusions et l'on mettait à l'actif de nos eaux bien des cas de guérison de phthisie qui n'étaient que des cas de congestion.

Nous avons dans nos notes des observations relatives à des pneumonies, dans lesquelles les malades ne présentaient aucun signe de tuberculose et qui avaient une pneumonie simple passée à l'état chronique, que caractérise l'hépatisation. L'eau de la Raillère a fait marcher ces maladies vers la résolution.

Asthme.

Au début, l'asthme est, comme on le sait, une affection nerveuse essentiellement chronique, héréditaire ou acquise, caractérisée par des attaques de dyspnée périodique. Il s'accompagne secondairement d'une dyspepsie flatulente particulière, d'un catarrhe bronchite et de lésions diverses, mais spécialement d'emphysème pulmonaire. Il est souvent lié à une affection constitutionnelle, telle que la goutte ou les dartres.

Nous sommes parfaitement de l'avis de notre confrère M. le docteur Gigot, lorsqu'il dit que l'air à Cauterets est moins agité qu'à Luchon et aux Eaux-Bonnes, qu'il est moins excitant et que, par suite, il est mieux supporté par les organisations souffrantes et délicates ; nous sommes encore de son avis lorsqu'il ajoute : « il y a surtout une catégorie de valétudinaires chez lesquels l'action sédative du climat de Cauterets se manifeste presque d'emblée, je veux parler des asthmatiques en général et particulièrement de ceux qui sont atteints d'emphysème pulmonaire. J'en ai vu plusieurs retrouver ici le sommeil réparateur qu'ils avaient perdu depuis longtemps, et qu'un traitement thermal actif vint rarement interrompre (1). »

Ce que nous avons dit dans notre chapitre II, à propos de certains asthmatiques, n'est pas en contradiction avec cette opinion, car, dans les cas que nous avons mentionnés, il s'agissait d'un changement brusque d'altitude amenant des troubles à sa suite ; d'une manière générale, les personnes malades de l'asthme sont toujours impressionnées en mauvaise part quand elles passent d'un milieu dans un autre milieu qui est différent. Mais les accès dont nous parlons ne durent pas, parce que l'assuétude à notre climat s'établit en un jour.

Nos eaux sont parfaitement indiquées dans cette maladie. Quand l'asthme est à sa première période, c'est à dire sec, on lui applique plus spécialement l'eau de la Raillère en boisson et les inhalations ; quand il est accompagné de lésions secondaires, on le traite par

---

(1) Dr. Gigot-Suart : Etudes médicales et scientifiques sur les eaux minérales de Cauterets, page 22 et suivantes.

l'eau de César en boisson. Dans les deux cas, on dirige contre lui la médication révulsive, à l'aide de moyens extérieurs tels que les douches chaudes ou écossaises.

Quand il est lié à une diathèse, on cherche à produire sur un autre point les manifestations de cette diathèse ; c'est alors une médication subtitutive (voir chapitre VII).

Epanchements pleurétiques.

Nous avons déjà un certain nombre d'observations relatives à des épanchements pleurétiques, dans lesquels le liquide a été résorbé partiellement ou en totalité. L'eau de la Raillère en boisson et les douches de César graduées agissent très bien dans ces cas.

Gastralgie et entéralgie.

Lorsque la gastralgie et l'entéralgie sont essentielles, le traitement, à Cauterets, est complètement nul ; mais, au contraire, lorsquelles sont liées à la diathèse herpétique, l'eau de Mauhourat agit merveilleusement au point de vue local, pendant que la médication substitutive tend à produire et produit à la peau une poussée éruptive critique.

Affections rhumatismales.

Cette dénomination s'applique à des formes très variées. Tantôt, en effet, le rhumatisme affecte une ou plusieurs articulations, tantôt un tronc nerveux, un ou plusieurs muscles, un organe intérieur ; parfois, il envahit tout le système nerveux d'un certain tremblement comme la chorée, que M. Sée a démontrée être l'expression nerveuse d'une affection rhumatismale, d'où les paralysies dites rhumatismales ; d'autres fois, enfin, il occupe la peau et les muqueuses. « Ses formes variées, sa nature habituellement chronique, sa tendance à passer à cet état quand il a débuté par l'acuité, sa spontanéité, sa morbilité font du rhumatisme, selon la judicieuse remarque de G. Astrié, une affection constitutionnelle diathésique, souvent héréditaire, caractérisée par la pléthore séreuse, l'asthénie des appareils excréteurs cutané et muqueux, l'atonie nerveuse, le défaut de résistance vitale régulière et l'impressionnabilité vive de la peau à l'influence du froid et du chaud sans tendance réactionnelle immédiate ou suffisante. »

On conçoit dès lors tout ce qu'on peut attendre dans ces divers états de l'usage des eaux sulfureuses qui, en même temps qu'elle stimulent l'organisme tout entier et lui impriment une plus grande force de résistance contre les agents extérieurs, ont par leur calorique naturel et par leur principe minéralisateur, le soufre, des propriétés spécialement sudorifiques.

Nous avons à Cauterets des sources d'une haute température, suffisamment pourvues du principe sulfureux pour remplir les principales indications fournies par la diathèse rhumatismale (la Raillère, les Espagnols, César, les deux Pauze, les OEufs, le Pré), et nous possédons de plus, dans nos autres sources plus faibles, plus tempérées et plus douces (le Bois, le Rocher, le Petit-Saint-Sauveur), les eaux qui conviennent exclusivement aux tempéraments nerveux, irritables, aux formes aigües et subaigües. Nous réservons les plus fortes et les plus chaudes pour les constitutions molles, lymphatiques, pour les formes fixes et stationnaires, les rhumatismes chroniques (fibreux, musculaires et articulaires).

Les névralgies tant internes qu'externes (surtout la sciatique), les coxalgies, les arthrites vertébrales, les fausses ankyloses, les rétractions musculaires, certains flux trouvent dans les eaux de grandes ressources, quand leur dépendance d'un état rhumatismal diathésique est parfaitement établie et reconnu.

Cachexie goutteuse.

La diathèse goutteuse, régulièrement constituée par la gravelle et l'arthrite, se traduisant secondairement par l'asthme, les migraines, les névralgies, les hémorrhoïdes, peut-elle être avantageusement traitée par les eaux sulfureuses ?

M. Camus pense que ces eaux ne peuvent pas être utiles quand la diathèse est établie et que la phlogose est sa compagne, mais qu'elles sont profitables aux individus nés de parents goutteux, disposés à ces sortes d'affections, en ralentissant leur formation, en faisant avorter cette disposition de leurs organes à des inflammations locales et passagères et aux productions terreuses, en évacuant par les sueurs et les urines le résultat de nutrition mal faites, lorsque les congestions calcaires sont favorisées par l'asthénie gastrique (1).

M. Dupré, professeur à l'Ecole de Montpellier, traitait les goutteux avec succès à Cauterets. Nos propres essais et ceux de notre expérimenté prédécesseur, M. le docteur Gouët, au milieu de succès, nous ont aussi donné à tous deux des non-réussites et même quelques aggravations qui nous rendent personnellement très circonspects dans la solution de cette question.

Nous croyons toutefois que la médication sulfo-alcaline peut être de quelque utilité, en activant les dépurations cutanée et urinaire et en rétablissant les fonctions digestives ; que, pouvant être long-temps administrée et supportée, elle favorise la dissolution des produits de la diathèse goutteuse. Nous avons vu, d'autre part, qu'elle soulage et régularise les manifestations secondaires de cette diathèse. Mais la plus grande prudence doit présider à son emploi et il faut s'en abstenir dans la forme aigüe, et surtout, comme le recommandait Anglada, pendant que la fluxion goutteuse se prépare ou tant qu'elle jouit d'une certaine mobilité; tandis qu'elle doit être employée avec énergie, pour rétablir la régularité dans les gouttes devenues atoniques et anormales par des traitements

---

(1) Ouvrage cité : page 163.

perturbateurs ou inopportuns, donnant lieu à des troubles fonctionnels internes des plus sérieux.

Sous forme de douches, elle favorise la révolution des épanchements dus à la goutte, débarrasse les articulations et rend leur liberté, ou au moins une partie de leurs mouvements, aux membres affectés.

Affections scrofuleuses.

La scrofule, autre affection constitutionnelle, souvent héréditaire, parfois acquise, se trouve également bien de l'usage des eaux sulfureuses, soit qu'elle ne se traduise encore que par l'ensemble des caractères et des dispositions morbides propres au lymphatisme, sans lésions spéciales bien apparentes, soit qu'elle se dessine par une lésion isolée ou plusieurs lésions non douteuses sur le même sujet, soit enfin qu'elle se signale par les symptômes graves et multipliés dus à une altération profonde de la constitution. Cauterets a pour tous ces degrés les ressources les plus variées, soit qu'on s'adresse aux vertus, on peut dire populaires, de César, de Pauze et du Pré, soit que des indications particulières fassent préférer la Raillère, le Petit-Saint-Sauveur ou le Bois.

Rien ne peut paraître exagéré dans cette assertion, quand on se rappelle l'action de nos eaux. L'activité suscitée par elles dans tout l'organisme et l'heureux équilibre qui s'établit sous leur influence entre les divers éléments de celui-ci, par une régularité plus parfaite et plus soutenue des actes digestifs, par une meilleure élaboration des sucs nutritifs, par une hématose plus complète, par des dépurations plus abondantes, ne peuvent en effet que favoriser la déplétion lymphatique ou humorale et effectuer la reconstitution, à laquelle concourent en même temps le régime, l'exercice, l'air pur et aromatique des montagnes.

C'est en modifiant aussi profondément l'organisme que ces eaux réussissent ; il convient donc d'y recourir de bonne heure, dans l'enfance surtout, qui se prête si bien aux transformations de la matière, et d'insister sur des traitements prolongés et répétés : car il ne faut pas s'attendre à des résultats immédiats, mais bien compter sur des effets consécutifs, dans une affection aussi foncièrement constitutionnelle.

Les manifestations extérieures de la maladie se ressentent évidemment de cette action générale, mais quelques-unes de nos sources ont aussi des propriétés éminemment résolutives, détersives et éliminatrices, qui les modifient encore directement et très efficacement.

Les toniques, les amers, les ferrugineux, les préparations iodées, tant internes qu'externes, s'associent avantageusement à la médication thermo-sulfureuse, et les bains de mer alternent utilement avec elles.

Affections dartreuses.

Quelque séduisantes que soient, quelque satisfaisantes que paraissent, au point de vue anatomique, les diverses classifications adoptées aujourd'hui pour les maladies de la peau, il n'en est pas moins vrai que, parmi ces maladies, quelques-unes se présentent avec des caractères généraux qui, malgré leurs expressions différentes, les rapprochent tellement par leur marche, leurs transformations, leur alternance avec d'autres affections de nature en apparence diverse, par les conditions de leur développement, qu'il est impossible de ne pas les rapporter à une même disposition pathogénétique de l'organisme. Telles sont celles qui, le plus souvent héréditaires, quoique pouvant naître aussi sous l'empire de tout autre cause, constituent la diathèse dartreuse ou herpétique, dont les manifestations ne se montrent pas seulement à la peau, tégument externe, mais encore sur les muqueuses, tégument interne, ainsi que l'admettait la médecine ancienne ; sur les nerfs comme le professait M. Chomel, sur les articulations, comme l'a observé M. Guéneau de Mussy (1).

Les eaux sulfureuses sont très avantageusement applicables à toutes les affections de ce genre, ainsi que le pensait notre honoré confrère M. Gouët, non seulement par les modifications que leurs modes d'application extérieure impriment aux fonctions de la peau, mais encore par l'action toute spéciale de leurs principaux éléments minéralisateurs.

Parmi ces affections, les diverses variétés de l'eczéma

---

(1) Traité de l'angine glanduleuse : Introduction, page 10.

et de l'impétigo sont celles auxquelles nos eaux conviennent le mieux. La température de ces eaux déjà naturellement variée et pouvant d'ailleurs être modifiée à volonté, leur richesse différente en principes sulfurés, alcalins, l'abondance de leur matière organique permettent de les appliquer à toutes les formes, à tous les tempéraments. Par une mesure attentive de la boisson, de la thermalité et des modes balnéaires, on satisfait aisément aux indications tirées de la forme, de l'ancienneté, de l'intensité des éruptions et aux exigences des dispositions individuelles. Mais il ne faut pas oublier que l'on a affaire ici à des affections le plus souvent constitutionnelles et que, pour réussir, on a besoin de traitements proportionnés par leur durée ou leur répétition, à la marche lente de ces affections. D'autre part, il faut tenir grandement compte de l'âge et des succeptibilités organiques internes ; les enfants et les vieillards ne sauraient être toujours sans danger débarrassés de leurs dartres, et nous avons vu à l'article phthisie, qu'il fallait quelquefois non seulement les respecter, mais encore chercher à les produire. Dans les cas de complications scrofuleuses, scorbutiques ou syphilitiques, on associe très heureusement aux eaux les modificateurs généraux appropriés à ces états.

Ces eaux sont encore très utiles contre l'acné-rosacea, la mentagre, les affections psoriques, les teignes, le porrigo decalvans, l'herpès tonsurant, le lupus, soit par l'action spécifique de leur principe minéralisateur sur les causes prochaines de ces affections, soit par leurs effets généraux sur l'état diathésique qui accompagne si souvent ces maladies et en facilite la production. Mais n'oublions pas encore que ces affections ont une grande ténacité et exigent des retours répétés aux eaux.

Le prurigo de l'anus et des parties génitales, quoique assez rebelle, nous fournit de beaux succès.

Les lichens et les pityriasis, exigeant aussi par leur ancienneté ou dans quelques-une de leurs formes des traitements prolongés et réitérés, sont encore avantageusement traités. Mais le psoriasis inveterata est en général rebelle ; le psoriasis guttata et le psoriasis diffusa le sont moins. L'ichthyose, suivant qu'elle est congénitale ou acquise, est plus ou moins réfractaire.

Nos eaux ont une efficacité très marquée contre les maladies dartreuses chroniques des paupières, du pavillon et du conduit de l'oreille, de l'entrée des narines et de la muqueuse oculo-nasale.

Les nombreux malades qui encombrent la buvette de la Raillère, attestent l'action grandement curative de l'eau de cette source dans la pharyngite et la laryngite granuleuses, qui se lient si souvent à l'herpétisme.

Dans une foule d'autres affections siégeant sur divers points des muqueuses gastro-intestinale, pulmonaire, génito-urinaire, telles que stomatites, vomissements, diarrhées, constipations, gastralgies, entéralgies, bronchites, divers états du col de l'utérus et du vagin, de la vessie et de l'urèthre, qui sont plus fréquemment qu'on ne le croit sous la dépendance de la diathèse herpétique et en connexion positive avec elle, les eaux sulfureuses ont encore une grande efficacité, soit qu'elles agissent directement sur l'organe affecté, soit qu'elles opèrent en rappelant à la peau, pour les faire ensuite disparaître définitivement, les manifestations de cette diathèse.

Il en est de même de certaines névralgies que, d'après M. Chomel, nous avons dites se rattacher à l'herpétisme et guérir par les sulfureux.

Affections syphilitiques.

Nous n'avons pas la prétention de dire que les eaux sulfureuses guérissent la syphilis en ce sens qu'elles puissent être substituées aux moyens ordinaires de traitement, mais on ne saurait contester les services immenses qu'elles rendent tous les jours aux malades atteints d'affections très variées qui se rattachent de près ou de loin au virus syphilitique.

Combien d'entre eux viennent demander à nos sources leur guérison! Combien d'autres, auxquels elles servent de pierre de touche, qui voient surgir les manifestations d'une maladie qu'ils croyaient disparue à jamais! Combien d'autres, en proie à tous les accidents de l'intoxication mercurielle, suites de traitements mal faits ou trop prolongés, trouvent dans les eaux les éléments les plus propres à la dissolution au sein des tissus, puis à l'élimination par les sueurs et les urines, de l'agent délétère.

En effet, il résulte des expériences de G. Astrié que les hyposulfite et sulfite de soude, comme le sulfure de sodium, exercent une action fluidifiante sur les matières mucoïdes et albuminoïdes, éclaircissent et fluidifient le sang tout en conservant les formes et les propriétés de ses globules, qu'ils dissolvent dans l'albumine de l'œuf et dans le sang le précipité albumino-mercuriel que tend à former le deuto-chlorure de mercure dans l'intoxication mercurielle, et le précipité albumino-plombique dû aux sels de plomb dans l'intoxication saturnine. Il se forme dans ces cas, par suite des réactions ci-dessus énoncées, opérées par l'hyposulfite et le sulfite de soude, des composés albumineux sulfuro-hydrargyrique et sulfuro-plombique, devenus très solubles et par suite d'une élimination très facile (1).

Des résultats de ces expériences découlent tout naturellement les bons effets des eaux sulfureuses contre les accidents de la saturation mercurielle dus à l'emploi prolongé des mercuriaux dans la syphilis ou à l'inspiration des vapeurs mercurielles inhérentes à certaines professions, et contre ceux de l'intoxication plombique. Par eux on se rend facilement compte de l'absence des accidents mercuriels que l'on constate chez les malades soumis à un traitement spécifique de

____

(1) G. Astrié : Ouvrage cité, page 210.

la syphilis, pendant l'administration des eaux sulfureuses.

Or, nous avons vu, d'après M. Filhol, que l'hyposulfite et le sulfite de soude existent en abondance
dans les eaux de Cauterets ; leur utilité dans les cas
mentionnés ci-dessus ne saurait donc être douteuse.
Comme le savant professeur pense, avec raison, qu'une
eau qui renferme ces sels tout formés est préférable à
celle qui contient un sulfure, dont la transformation
en sulfite dans l'économie constitue une cause d'a-
moindrissement de l'hématose qu'il est peut-être im-
portant d'éviter (1), c'est pour nous un motif de plus
qu'on conserve la manière dont nos sources sont captées et conduites.

Dans les altérations si graves qui caractérisent la
cachexie syphilitique, alors que l'altérant mercuriel
ne suffit plus, que l'iodure de potassium l'a remplacé
et qu'il existe une anémie profonde, un affaiblissement
fonctionnel, suite de l'action prolongée du virus syphilitique, nos eaux ont encore le grand avantage de réveiller et d'activer les fonctions nutritives et dépura-
toires et de pouvoir, par la reconstitution de l'organisme, résoudre les tumeurs, déterger les ulcères, arrêter les caries, éliminer les séquestres, fermer les
trajets fistuleux en tarissant leurs sources, etc.

Enfin, la syphilis a des complications dartreuses,

---

(1) Filhol : ouvrage cité, page 286.

scrofuleuses et rhumatismales qui exigent encore et justifient le concours efficace qu'elle emprunte à ces eaux (1).

Cachexie paludéenne.

C'est encore en provoquant les excrétions cutanée et urinaire, en activant les fonctions générales et surtout les actes digestifs, que les eaux sulfureuses peuvent être avantageuses aux malades épuisés par l'intoxication paludéenne et redonner à l'économie le ton nécessaire à l'action définitive de l'altérant spécial, le quinquina. Mais elles sont principalement efficaces dans les cas où le tempérament lympathique prédomine et dans ceux ou il existe quelques complications dartreuses, scrofuleuses, rhumatismales, tuberculeuses ou syphilitiques.

Anémie, chlorose, débilités diverses.

L'anémie, quelle qu'en soit la cause, qu'elle dépende d'une nourriture insuffisante ou de mauvaise nature, d'un défaut d'air et de soleil, qu'elle se montre pendant le cours d'une affection chronique ou succède à une maladie aigüe prolongée, qu'elle soit due à des pertes de sang considérables ou répétées, est souverainement

---

(1) C'est pour ne pas répéter les expériences rapportées plus haut que nous avons réuni à l'article *syphilis* ce qui a trait à l'utilité des eaux sulfureuses dans les accidents de l'intoxication plombique.

combattue par les eaux de Cauterets. Que de malades nous voyons y arriver chaque année, pâles, amaigris, languissants, bouffis, œdématiés, sans appétit, que la marche fatigue, essouffle et met en sueur, tourmentés par des pertes passives, par une innervation déréglée ou pervertie, et qui bientôt sont ranimés par l'usage de nos eaux, dont l'air pur, vif et aromatique des montagnes, l'exercice gradué et proportionné aux forces renaissantes secondent puissamment l'action. Ces eaux assurent et complètent les effets des ferrugineux que les malades ont souvent pris avant de venir et, quand il est besoin de les continuer, elles les font très-bien supporter.

La chlorose, autre maladie du sang, si elle n'est pas absolument la même que l'anémie, comme on serait porté à l'admettre d'après MM. Andral et Blaud, retire les mêmes avantages de nos eaux qui, pour ces deux états comme pour toutes les autres affections dont nous avons parlé, offrent, dans leur différence de sulfuration, d'alcalinité, de température et d'onctuosité, une gamme merveilleusement applicable à toutes les susceptibilités individuelles, à toutes les nuances morbides.

Nos eaux produisent d'excellents résultats dans les longues convalescences, l'épuisement général, les faiblesses de constitution, la stérilité par atonie des organes génitaux chez la femme, les pertes séminales involontaires, l'absence de désirs vénériens et certains cas d'impuissance chez l'homme.

Affections nerveuses.

Les maladies nerveuses sont très nombreuses et très variées ; on le conçoit facilement, quand on considère les fonctions complexes dévolues au système nerveux. Tantôt elles se traduisent par une douleur disséminée par points circonscrits sur le trajet d'un nerf (névralgies) ; tantôt elles occupent, sous des formes très variées, les centres nerveux et leurs enveloppes ; tantôt enfin elles consistent en des états jusqu'ici mal définis, sans lésion bien déterminée, sans siége exactement établi, au moins pour la plupart.

Ces affections se présentent en foule à nos eaux, mais avec des conditions de succès très diverses que nous allons essayer de préciser. C'est en se plaçant pour cette appréciation moins au point de vue de la localisation anatomique ou fonctionnelle qu'à celui des influences diathésiques, que l'on peut arriver à des données utiles. Nous avons vu, en effet, que les maladies nerveuses accompagnent souvent la cachexie humorale, les diverses intoxications, les altérations du sang ; qu'elles se lient fréquemment aux rhumatismes et aux dartres ; et l'on pressent dès lors toute l'utilité du traitement sulfuro-thermal dans ces associations ; leur indication y est précice.

Le tempérament lymphatique, la constitution scrofuleuse assurent aussi, dans ces cas, le succès de nos eaux, qui conviennent encore aux névroses pures par atonie, par asthénie. Cependant, dans celles-ci, il faut toujours tenir compte de l'éréthisme que l'on rencontre si habituellement dans l'état asthénique et il convient de s'adresser de préférence aux sources faibles, dégénérées, peu sulfureuses du Rocher, du Petit Saint-Sauveur, du Bois et de Rieumiset.

A plus forte raison, doit-on se borner à celles-ci et même n'y recourir encore qu'en tâtonnant et avec la plus grande prudence dans les névroses par hypersthénie, avec pléthore et congestion nerveuse, comme l'hystérie, l'épilepsie, les convulsions. (Dans l'hystérie, les douches écossaises sont excellentes). Elles n'offrent quelques chances d'utilité dans ces formes que lorsqu'on a préalablement abattu la suractivé nerveuse par les moyens appropriés, que l'on trouve plutôt encore dans l'hygiène que dans la pharmacie.

Nous avons déjà parlé de l'asthme.

Les douches, dirigées sur le trajet des nerfs douloureux, font souvent céder les névralgies les plus opiniâtres, fixées à la tête, sur les membres et sur le tronc ; la nature souvent dartreuse et rhumatismale de ces névralgies est une garantie de plus de succès.

Il est de précepte rigoureux de s'abstenir des eaux dans les paralysies, suite d'apoplexie cérébrale ; on peut y recourir, mais à une époque éloignée des accidents primitifs, dans celles qui dépendent d'une affection de la moëlle, telle qu'une lésion traumatique, la paraplégie nerveuse ou idiopathique, la congestion sanguine, l'hémorrhagie, l'inflammation chronique du tissu nerveux, surtout de nature rhumatismale. Il n'y a rien à attendre, qu'une aggravation, dans le ramollissement, l'hypertrophie ou l'induration de l'organe central, dans l'état tuberculeux ou cancéreux de la moëlle, dans les hydatides et les kystes hydatoïdes. Au contraire, les paralysies dites partielles, surtout quand elles sont récentes et plus encore quand elles se lient aux rhumatismes, aux cachexies, aux intoxications saturnines, peuvent être traités avec assurance et succès par nos eaux.

Les gastralgies, les entéralgies ont pour ainsi dire leur spécifique dans la source de Mauhourat, quand elles sont liées à un état herpétique.

Les palpitations et autres névroses dépendantes d'une lésion du cœur et de gros vaisseaux doivent être écartées du traitement thermal sulfureux. Mais elles constituent souvent des états purement nerveux, dus aux veilles, aux excès, compliquant la chlorose, l'anémie, etc; dans ces cas, les eaux peuvent être très-utiles.

Nous avons déjà dit à l'article rhumatisme tout le parti qu'on peut en tirer dans la chorée.

Phlegmasies et hypérémies chroniques.

Dans toutes les phlegmasies, quel que soit l'organe lésé, il est de précepte rigoureux de s'abstenir du traitement thermo-sulfureux, tout le temps que l'état inflammatoire persiste, ou qu'il existe quelque disposition au retour de cet état. Mais dans un grand nombre de cas, la résolution ne s'opère pas d'une manière complète et, alors même que tout travail inflammatoire a cessé, il reste encore souvent, dans les tissus qui en ont été le siége, des altérations, causes de troubles fonctionnels.

Les eaux faibles, onctueuses et tempérées de Rieumiset, du Petit-Saint-Sauveur et du Bois, quelques autres un peu plus fortes, mais douées de propriétés particulières, comme la Raillère, peuvent être très avantageusement employées dans ces cas. Il faut seulement avoir soin de diriger le traitement avec les ménagements que commande la tendance à des retours vers l'état aigu, tendance que l'on peut faire ainsi tourner au profit des malades, puisque, habilement conduite, elle donne toutes les chances de compléter la résolution.

Au point de vue de l'utilité de la médication thermale sulfureuse appliquée aux hypérémies, nous ne considérons, à l'exemple de G. Astrié, que celles qui sont passives, asthéniques et chroniques, comme étant les seules qui puissent utilement recourir à cette médication. Etat de pléthore humorale, affaiblissement de l'innervation viscérale, avec diminution de tonicité des vaisseaux capillaires : telles sont les conditions essentielles de ces états congestifs si fréquents dans le cerveau et la moëlle épinière, les poumons, le foie, la rate, les reins, la vessie, l'utérus, le rectum, et que caractérisent la faiblesse, le dépérissement, la dyspepsie, la constipation habituelle, la mobilité nerveuse, l'impressionnabilité de la peau, la tension, la pesanteur vers l'organe hyperémié, parfois avec élancements, mais sans douleur à la pression et sans fièvre.

Ces hyperémies ont encore souvent pour expression la dyspnée, les palpitations ; la dysménorrhée, la leuchorrée, les déviations utérines et par suite la stérilité; des névralgies, des paralysies plus ou moins complètes, des étourdissements, des aberrations mentales, des hémorrhoïdes avec toutes les conséquences de la suppression ou de l'abondance de leur écoulement.

Ce que nous avons dit de l'action de nos eaux, de leur diversité, des propriétés spéciales de plusieurs de nos sources, suffit pour faire apprécier les heureuses modifications qu'elles peuvent apporter à ces divers états et les guérisons qui sont dues à leur emploi sagement et longtemps soutenu.

Affections chirurgicales.

Les affections chirurgicales sont moins fréquemment traitées à Cauterets qu'à certaines autres stations thermales, qu'à Barèges surtout Nous avons cependant des sources qui jouissent d'une grande efficacité et d'une certaine renommée pour beaucoup d'entre elles, notamment pour celles qui sont produites ou entretenues par le tempérament lymphatique, la constitution scrofuleuse, la diathèse rhumatismale.

Chaque année, Rieumiset, les deux Pauze, le Pré,

le Bois enregistrent des cures opérées sur des sujets affectés de ganglions engorgés ou suppurés, d'ulcères variqueux, calleux, fistuleux, avec maladies des os et des articulations, telles que carie, nécrose, tumeurs blanches; d'engorgements articulaires, suites d'entorse, de luxations, de coxalgies ; de rétractions rhumatismales, d'atrophies musculaires, de rigidité des membres, résultats de rhumatismes, de fractures, d'immobilité prolongée.

Nos autres sources, plus fortes et plus actives, sont très avantageusement utilisées contre les fausses ankyloses dues à de vieilles arthrites, à d'anciennes névralgies, à une longue inaction ; contre les tumeurs de diverses natures, les luxations anciennes, les douleurs et gênes de mouvements, conséquences de ces déplacements, de fractures mal réduites, de cals volumineux, etc.

CHAPITRE XI.

Des précautions à prendre pendant l'usage des eaux de Cauterets

Eaux transportées.

Nous avons eu occasion de parler, dans le chapitre VIII, des eaux transportées; nous allons compléter ici ce qui s'y rapporte. Il y a deux manières de les chauffer, afin de leur donner à peu près la température qu'elles ont à leur source. Ou bien on plonge la bouteille dans un vase contenant de l'eau ordinaire et l'on met le vase sur un feu doux ; la chaleur s'élève peu à peu dans la bouteille ; quand on juge, soit avec la main, soit avec un thermomètre, qu'elle a la température voulue, on la retire. Alors, on la débouche et on boit rapidement, sans l'intermédiaire d'un bol ou d'un verre, la quantité prescrite. Cette quantité peut être appréciée en marquant d'avance avec un doigt le point où l'on veut interrompre la boisson.

Le second procédé consiste à faire chauffer du lait ou une tisane émolliente (orge, etc.) que l'on met dans une tasse ; quand cette opération est faite, on verse l'eau minérale froide de la bouteille dans le lait ou la tisane et l'on boit de suite.

Nous préférons le premier mode, parce qu'il n'expose pas l'eau à perdre une partie de son principe sulfureux.

Traitement dans la station.

Mais cette manière limitée et incomplète d'user des eaux ne peut convenir qu'à certaines affections, qu'à certains malades incapables de se déplacer ; elle peut encore être employée, comme nous l'avons dit dans ce volume, pour compléter ou soutenir dans l'intervalle un traitement commencé sur les lieux. C'est aux sources qu'il faut venir pour jouir de tous les avantages de leurs modes variés d'application, secondés par l'influence salutaire du déplacement et des conditions hygiéniques nouvelles qui en résultent.

Epoque du traitement.

L'époque officiellement fixée pour le traitement à Cauterets s'étend du 1er juin au 1er octobre. Mais, bien avant ce temps et surtout longtemps après, un grand nombre de malades des environs viennent y prendre les eaux. Cependant la fraîcheur est encore assez sensible pendant la première quinzaine de juin et le devient déjà vers la fin de septembre ; aussi le temps qui nous paraît le plus opportun est du 10 juin au 20 septembre, en choisissant encore, entre ces deux extrêmes, l'époque la mieux appropriée au genre d'affection pour laquelle on vient.

Durée du traitement.

Les malades arrivent le plus souvent aux stations avec l'idée arrêtée d'avance d'y passer ce qu'on appelle une saison, c'est-à-dire une vingtaine de jours. Mais si cette durée du traitement, déterminée par des considérations étrangères au but principal du voyage plutôt que d'après une rigoureuse appréciation de la maladie, suffit dans certains cas, il faut bien dire que cette manière banale de mesurer la durée de l'emploi des eaux a des inconvénients, dont le moindre est de porter les malades à accumuler les bains, les douches, à se gorger d'eau, et de produire ainsi une saturation qui oblige à suspendre le traitement et, par suite, à prolonger leur séjour avec désavantage. En dehors de quelques cas où il faut agir avec énergie et promptitude, il est préférable de prendre les eaux à faibles doses et d'en prolonger l'usage. C'est donc au médecin seul qu'il appartient d'apprécier les indications fournies à cet égard par chaque malade et de fixer la durée du traitement.

Modes d'administration.

1° *Boisson.* — On est dans l'usage de prescrire la boisson par verres ou fractions de verre. Mais cette manière est mauvaise, attendu que l'on trouve dans les divers établissements des verres de capacité très-différente offerts indistinctement aux buveurs, qui d'ailleurs en apportent eux-mêmes de toutes les dimensions. Nous aimons mieux prescrire la boisson par fractions de litre, mais chacun n'a pas l'habitude d'évaluer un certain nombre de centilitres et, puisque l'usage a consacré le verre comme mesure, il serait utile et même nécessaire que l'emploi d'une seule espèce, d'un quart de litre par exemple, fût imposé à tous les établisements.

La quantité par laquelle on débute et l'augmentation successive de la dose varient nécessairement suivant la source, l'état du malade, le genre de maladie et les effets observés. Le meilleur moment pour prendre l'eau est le matin à jeun ; cependant, quand on est à deux verres, on peut la boire aussi dans la journée, en ayant soin de le faire trois heures après le dernier repas et une heure avant le repas qui suit. A un verre et au-dessous, on la prend avant ou après le bain, indistictement, ou même pendant le bain. Au-dessus d'un verre, jusqu'à deux, on peut partager la quantité entre l'entrée au bain et la sortie. Ceux qui boivent sans se baigner doivent mettre un quart d'heure d'intervalle entre chaque verre. Au-dessus de deux verres, on répartit la boisson entre le matin et l'après-midi.

On associe aux eaux du lait, des tisanes, des sirops, des médicaments spéciaux, dont le but est de les rendre plus agréables au goût, quoique leur saveur ne répugne pas habituellement, ou de les rendre plus facilement supportables pour l'estomac, ou de remplir des indications particulières à l'aide de ces médicaments, dont elles sont souvent un excellent véhicule, c'est à dire qu'elles servent à assimiler.

Les malades empêchés de se rendre aux sources peuvent très bien boire l'eau chez eux. On la leur porte dans un flacon à bouchon de verre ou dans une simple bouteille dont on a préalablement mouillé le bouchon de liége, qu'on remplit exactement et qu'on enveloppe bien pour conserver la chaleur du liquide. A Cauterets, pour éviter des fraudes et par suite un préjudice, la compagnie ne délivre cette eau que sur certificat d'un médecin constatant que le malade ne peut pas se déplacer.

Nous ne terminerons pas ce qui a rapport à la boisson sans rappeler aux malades l'avis qu'on leur donne si souvent et qu'ils suivent si mal, que les eaux sont des médicaments dont on ne peut pas impunément user sans mesure, qu'ils doivent se garder de l'entraînement qui les porte à dépasser les quantités prescrites, que le plus petits excès peuvent contrarier souvent et même détruire les effets du traitement le mieux dirigé d'ailleurs; qu'ils doivent se défier surtout des enthousiastes de telles ou telles sources, celles-ci n'étant pas applicables à tout le monde par cela seul qu'elles sont utiles à quelques-uns. Tous les ans, nous avons à noter des accidents graves survenus à la suite d'intempérance hydro-minérale.

2° Bains. — Le bain tempéré, étant d'une chaleur plus ou moins égale à celle du corps, peut être prolongé sans inconvénient, du moins le plus souvent; il n'en est pas de même du bain chaud et du bain froid, dont la durée doit être bien moindre. Au reste cette durée, ainsi que la température, varie nécessairement suivant la nature de la maladie, l'indication qu'on se propose de remplir, la constitution particulière des malades; ceux-ci doivent observer avec le plus grand soin les prescriptions qui leur sont faites à cet égard et qui sont souvent telles que le médecin doit même en surveiller l'exécution.

La durée réglementaire du bain est d'une heure, y compris l'entrée et la sortie. Ce n'est pas à dire que cette durée ne puisse être dépassée, s'il y a lieu, sur l'ordonnance d'un médecin.

Le moment le plus favorable pour le bain est la matinée, ici surtout, où il faut aller le chercher à une certaine distance. Néanmoins, c'est plutôt une convenance qu'une nécessité, et l'on peut très bien les prendre à toute heure de la journée en ayant égard seulement à la répartition de ses repas. Il importe, quand on fait le trajet à pied, d'arriver aux établissements un peu avant l'heure indiquée, afin de laisser tomber l'excitation produite par la marche et d'éviter d'être en moiteur en entrant dans le bain, surtout quand on fait usage des demi-bains. Il importe encore plus, après le bain, de séjourner pendant quelques temps dans les galeries avant de s'exposer à l'air, de se garantir par des vêtements de laine et même, dans le cas où il convient de favoriser et d'entretenir la transpiration, de se faire porter dans une chaise à porteur fermée et de se mettre au lit en rentrant chez soi.

Les malades qui ne prennent que des demi-bains doivent se munir d'un vêtement de laine qui garantisse la partie supérieure du corps et qu'ils doivent empêcher de laisser tremper dans l'eau du bain, en le retenant sur la planche qui recouvre la baignoire.

Les bains de jambe, qui complètent si heureusement les effets des autres bains et sutout des demi-bains, se prennent dans l'après-midi et dans la soirée aux Thermes et aux Œufs.

Les injections peuvent se faire pendant la durée du bain.

Le linge est fourni par les établissements.

3° *Douches.* — Les effet des douches varient suivant la température, la force du choc, le volume et la direction de la colonne d'eau. Les mêmes considérations tirées de la maladie, des indications, de l'état du sujet, leur sont applicables, et le malade doit se laisser conduire par les prescriptions de son médecin sur la force, le volume, la chaleur de l'eau, l'espèce et la durée de la douche. Il importe de repousser les suggestions de certains doucheurs qui se laissent entraîner par un zèle dangeureux ou par la perspective d'une récompense : ces agents qui ne sont, aux yeux du médecin, que le complément du mécanisme à l'aide duquel la douche est administrée, n'ont fait aucune étude qui les mette à même de porter sur les maladies un jugement professionnel ; il pourrait être dangereux d'écouter leurs avis.

Quand on a à prendre une douche tempérée et un bain consécutivement, il vaut mieux prendre la douche après le bain. Les grandes douches chaudes et les douches écossaises se prennent après le bain dans les établissements éloignés, pour éviter un second voyage dans la journée ; mais, aux Thermes et aux Œufs, nous aimons mieux les prescrire à tout autre moment pour ne point fatiguer les malades. La durée des grandes douches chaudes varie entre cinq et quinze minutes ; les tempérées peuvent être plus prolongées. La douche écossaise, qui impressionne si énergiquement par la sensation du froid et ajoute bientôt à la vive stimulation due à l'eau chaude celle produite par la réaction, doit être de coute durée au début, puis prolongée graduellement.

Les douches ascendantes, qui sont prises à l'intérieur, ont également une durée qui varie de cinq à dix minutes.

4° *Pulvérisation et inhalation.* — Avant de sortir de la salle de pulvérisation et surtout de celle ou l'on prend les inhalations, on doit bien fermer ses vêtements, se promener sous les galeries avant d'aller à l'air libre, ou, si l'on sort de suite, se mettre une étoffe devant les narines, pour prévenir les effets d'une brusque fraicheur.

5° *Gargarismes et aspirations nasales.* — Pour se gargariser d'une manière profitable, il ne faut pas se pencher trop en arrière, parce que cette position fatigue et qu'elle expose le malade à avaler toute l'eau ou à la faire tomber dans les voies respiratoires ; il faut s'abstenir de glouglous parce qu'ils empêchent que le contact du liquide avec le fond de la gorge soit parfait.

Pour le meilleur mode d'aspiration nasale, nous renvoyons à la page 93.

Précautions à prendre pendant l'usage des eaux.

Quoique les bains d'eaux minérales affaiblissent moins et rendent moins impressionnable que les bains d'eau simple, l'activité fonctionnelle imprimée à la peau par leur usage exige que les malades soient convenablement garantis contre toutes les causes de refroidissement et contre les changements brusques de température qui surviennent, même au fort de l'été, dans toutes les Pyrénées, soit après les orages, soit après les brouillards qu'amènent les vents d'Ouest. Ils doivent donc s'être munis de vêtements de demi-saison et de pardessus susceptibles d'être ajoutés à une toilette plus légère. Les dames trouvent sur les lieux des manteaux en étoffe du pays, qui leur sont très-utiles pour aller aux bains le matin, ou à la promenade le soir. Ces promenades du soir, d'ailleurs très salutaires, doivent pourtant être mesurées pour leur durée sur l'état de l'atmosphère et il convient d'être rentré de bonne heure.

Le régime doit aussi être l'objet d'une attention particulière et pour sa quantité et pour sa qualité. Il faut se tenir en garde contre le surcroît d'appétit que le voyage, les conditions nouvelles de l'existence, l'exercice, l'air pur des montagnes, l'eau elle-même excitent, et ne pas oublier (ce que nous ne saurions trop répéter) que les eaux sont des médicaments qui demandent, pour être bien supportés et absorbés et pour produire leurs effets, que les organes digestifs ne soient pas fatigués par une trop copieuse alimentation. Pour ce qui est de la qualité, le régime est suffisamment varié à Cauterets pour que chacun y trouve les mets qu'il préfère et qu'il digère le mieux. Il convient de s'abstenir de légumes crus, tels que radis, etc..., de fruits acides, de glaces, de liqueurs fortes. Le vin est généralement passable, mais on peut apporter avec soi, comme le font beaucoup de Bordelais, quelque provision de vins moins méridionaux, par suite moins alcooliques et ayant plus de bouquet.

Les soirées, les concerts et spectacles au Casino, les promenades modérées à pied, en voiture, à cheval, à âne, sont d'utiles distractions lorsqu'on s'entoure de précautions nécessaires ; mais nous défendons absolument aux malades sérieux les courses éloignées, les ascensions, dangereuses à plus d'un titre.

CHAPITRE XII.

Excursions.

Nous allons compléter le chapitre précédent par quelques considérations sur les avantages d'un exercice mesuré et sur les ressources que Cauterets possède dans ce genre.

Quoique les faits empruntés à la médecine vétérinaire, et notamment ceux qui, tous les ans, se passent sous nos yeux (chevaux du haras de Tarbes, traités à la Raillère), attestent que l on peut guérir par le seul bienfait des eaux, quoique des malades obligés par leur état à garder le repos pendant tout leur séjour à Cauterets n'en ressentent pas moins les bons effets ; on ne peut nier, cependant, le concours salutaire que prêtent à nos sources l'air pur des montagnes, la placidité de l'atmosphère, l'odeur aromatique des prairies, les émanations balsamiques des forêts de sapins, les eaux fraîches et heurtées qui coulent de toutes parts. On comprend tout ce qu'un exercice modéré, pris dans de telles conditions et sous d'aussi vivifiantes influences, peut ajouter à l'action propre des eaux.

L'exercice à pied est celui qui convient à la pluralité des malades. Déjà ils trouvent, dans le trajet à faire pour se rendre aux divers établissements qui leur sont affectés, une occasion motivée et efficace de s'y livrer ; les omnibus et les chaises à porteurs leur permettent, quand il le faut, de s'en épargner une partie. Dans le milieu du jour, la longue allée du parc et ses nombreuses touffes de frênes et de tilleuls, au milieu d'herbes odoriférantes, leur offrent tour à tour une délicieuse promenade terminée par un tertre dont la vue embrasse mille aspects des plus variés, et le repos sur des chaises, pendant lequel les heures passent vite dans des travaux d'aiguille, dans des lectures, dans les charmes de la conversation. D'autres suivent le chemin ombragé de Caucéru ou, traversant le Gave sur le pont de la Raillère, parcourent la route horizontale qui longe le flanc du Péguère, et regagnent la ville par les lacets ou zigzags en pente douce qui se terminent à l'entrée de la promenade du Mamelon-Vert.

Celle-ci est le rendez-vous général après le diner. De création assez récente, elle n'est pas assez abritée par les arbres qui la bordent pour être pratiquée pendant le jour. Elle rejoint la route de Pierrefitte, par des pentes faciles et des ponts jetés sur les gaves, et complète ainsi le plus agréable circuit. Du Mamelon-Vert, l'œil embrasse une vue admirable dont nous avons parlé dans le chapitre 1er. Les uns parcourent la promenade dans toute son étendue, d'autres se contentent de rester sur le plateau qui s'étend au pied du Mamelon, tandis que certaines personnes, plus amies du repos ou comptant moins sur leurs forces, se reposent sur les chaises qu'on y trouve, pour contempler les sommets des monts éclairés par les derniers rayons du soleil, pour regarder passer les promeneurs dont le va et vient est très mouvementé, tandis que d'autres font cercle autour d'un ballon libre qu'on va lancer ou de musiciens ambulants qui écorchent les maîtres.

Avant que la promenade du Mamelon-Vert fût faite, c'est sur la route de Pierrefitte, dont le commencement longe le parc et ses grands arbres, qu'on prenait autrefois l'exercice de la promenade. Sa chaussée toujours parfaitement unie, constammment arrosée, les arbres et les prés qui la bordent, le passage des cavalcades et des voitures qui rentrent à cette heure, en font encore un lieu de prédilection pour beaucoup et d'agréable diversion pour tous.

La promenade à cheval ou à âne est aussi très-salutaire. On trouve à Cauterets pour s'y livrer les animaux de l'allure la plus douce et la plus sure, les mieux dressés, les plus propres à ce genre d'exercice et aussi les plus adroits et les plus attentifs. La grange de la Reine Hortense, site charmant par ses bois et ses prés, le col de Rigeü qu'on atteint un peu plus loin, position d'où l'on domine la ville et son riant bassin et d'où la vue s'étend au delà du défilé de Pierrefitte sur la vallée d'Argelès, les flancs cultivés des monts Davantaïgues, le château de Lourdes et, plus loin à l'horison, sur Tarbes et sa plaine jusqu'aux coteaux du Gers; la grange dé Latapy, le fond de Catarrabes, où l'on arrive par des sentiers délicieusement ombragés et d'où on voit les montagnes de l'Est et du Sud; la gorge du Cambasque, qui con-

duit au lac bleu ; au midi, le verdoyant berceau de
Lutour, au Gave accidenté, sortant des lacs d'Estom
alimentés par les neiges des hauteurs ; le val de Gérét
avec sa luxuriante verdure, sa belle aiguille de Pey-
relanz, ses merveilleuses cascades du Cérizet, du Pas-
de-l'Ours, de Boussès ; le pont d'Espagne, où le mé-
lange et la chûte des eaux de Gaube et de Marcadau
produiscut les impressions à la fois les plus douces et
les plus émouvantes; le lac de Gaube, admirable bassin
de deux kilomètres de long sur un de large, situé à
1,500 mètres au-dessus du niveau de la mer, entretenu par la fonte des neiges du Vignemale, dont
l'énorme masse domine le fond, où se trouve la su-
perbe cascade de Plumous, sont autant de buts plus
attrayants les uns que les autres et que l'on peut
atteindre sans trop de fatigue.

Enfin, la promenade en voiture vient prêter son
utile concours, soit comme diversion, soit comme
moyen uniquement praticable pour certains malades.
Chaque jour de nombreuses calèches partent pour
Pierrefitte, l'abbaye de Saint-Savin, la vallée d'Argelès, Beaucens, Luz et Saint-Sauveur. Ceux qui sont
incommodés par le cheval ou la voiture, trouvent dans
les chaises à porteurs un moyen aussi prompt que sûr
de se promener, même au loin.

Telles sont les seules promenades que nous permet-
tions aux malades et encore faisons-nous des réserves
pour le col de Rigeü et le lac de Gaube. Il faut laisser
aux touristes et aux baigneurs qui n'ont que des

affections peu gênantes ou peu graves les excursions éloignées, qui obligent à ne rentrer que tard et conséquemment à subir la fraîcheur de la nuit, d'autant plus à éviter qu'on a été exposé à une plus forte chaleur dans le jour; il faut leur laisser les ascensions qui exigent de grands efforts et exposent à tous les risques du froid intense et des courants d'air violents qu'on trouve toujours sur les sommets.

C'est donc pour eux seulement que nous mentionnons les courses suivantes, que Cauterets, plus que toute autre localité, à cause de sa position magnifique, offre en grand nombre. Telles sont les excursions :

A Barèges, Pic-du-Midi et Bagnères de-Bigorre, avec retour par Lourdes et la vallée d'Argelès.

Au cirque de Gavarnie, à la brèche de Rolland, au Marboré.

Au Vignemale, où l'on se rend le plus ordinairement par le lac de Gaube ; après avoir visité ce point, l'un des plus élevés de la chaîne, on peut gagner Gavarnie par le col d'Ossoue, ou bien passer dans la vallée de Barèges par des gorges élevées au pied de Cestrède et de Mâle, ou bien revenir à Cauterets par la vallée de Lutour en passant par la Hourquette et les lacs d'Estom.

Au Marcadau, où l'on arrive du pont d'Espagne en deux heures, en passant entre le col d'Homi, Plouïtrenous, la Echole et Jarreté à gauche, le pic de la Eougade, Cardinquèze, Montaigu et Castel-Abarca à droite. De là, on gagne la halte de Pé-de-May et la crête d'où l'on jouit du plus majestueux panorama, formé de l'est à l'ouest par le Vignemale, le port et les pics d'Araillé et de l'Afront, le port du Marcadau, le pic de la Friche, la pène d'Aragon, Comalès, le port de Salient ou d'Azun, Arrieugrand, Labassa et Costérillou.

On peut revenir à Cauterets par les montagnes en gagnant le col de la Bassole et en traversant les montagnes de Castel-Abarca, de Courouacou, de Bouc et le col de la Eougade d'où, par une descente longue et pénible, on arrive sur les bords du lac Bleu ou d'Illéou et au Cambasque ; ou bien aller, par le port du Marcadau, voir l'établissement thermal de Penticosa en Espagne, rentrer en France par la vallée d'Ossau en visitant la grotte de Gabas, le Pic-du-Midi d'Ossau, les Eaux-Chaudes et les Eaux-Bonnes, et revenir de celles-ci à Cauterets par le col de Torte, Arrens et Saint-Savin. Mais on peut aussi se rendre de Cauterets aux Eaux-Bonnes en sens inverse par les montagnes, visiter cet établissement, les Eaux-Chaudes, le Pic-du-Midi d'Ossau et Gabas, et, dans une voiture particulière, revenir à Cauterets par les vallées en passant par Laruns, Rébénac, Nay, Lestelle et le Calvaire de Bétharram, Lourdes et Pierrefitte.

On peut faire la promenade, possible à cheval, aux pelouses de Lisses jusqu'au col qui les termine entre le mont Ségala et le Tuc-Izardé, d'où l'on découvre la vallée d'Azun, la gorge de l'Abat de Bun, et d'où l'on

peut revenir, quand on est à pied, par le col d'Esper-
racade.

Une belle ascension est celle du Monné par le Cambasque : on monte pendant la nuit jusqu'à la cabane
des pasteurs ; on en repart au petit jour pour aller
jouir du splendide spectacle d'un lever de soleil dans
les montagnes et l'on est encore amplement dédom-
magé de ses peines par la magnifique vue de tous les
points culminants de la chaîne et de l'abaissement
successif des hauteurs vers la plaine. On peut revenir
par Catarrabes, qui est bien le chemin le plus agréable du
Monné et peut se faire à cheval depuis le bas de la cime.

D'autres ascensions sont moins fatigantes, mais non
mois attrayantes : ce sont celles de Péguère, du
Lisey, de Péraute, du pic si gracieux de Viscos,
magnifique cône dominant les deux gorges les plus
profondes des Pyrénées, celle de Cauterets d'un côté,
celle de Luz de l'autre.

Enfin, on peut faire la promenade à Saint-Sauveur,
par le col de Rigeü et les pâturages des Béarnais.

On trouve à Cauterets, pour toutes les promenades
et excursions, d'excellents guides, pleins de soins,
d'attentions, de dévouement pour les personnes qu'ils
accompagnent. Ils sont tous ou presque tous loueurs
de chevaux et de voitures, que l'on rencontre aussi
chez tous les selliers (1).

---

(1) Voir au chapitre XIV, le tarif des salaires attribués aux guides et
aux porteurs.

Vertige ou mal de montagne.

Nous engageons vivement les personnes aventureuses à ne pas commencer par les ascensions, parce qu'elles courraient un danger sérieux , celui qui menace toute personne peu habituée à visiter des lieux élevés, nous voulons parler du *vertige ou du mal de montagne*. Il est la plupart du temps causé par la peur qu'inspire la vue des précipices. L'on ne doit pas plus se passer de guide pour faire une ascension que de médecin pour se traiter : vingt fois, vous aurez trouvé l'impunité : à la vingt-unième, vous pouvez être pris de ce périlleux saisissement. Voici les phénomènes principaux qui constituent le vertige complet : palpitations , battements violents des artères, faiblesse et douleurs dans les membres inférieurs, éblouissements, mal de tête, découragement, prostration, quelquefois délire et même mort subite.

Dans nos Pyrénées, on ne cite pourtant aucun cas de mort subite causée directement par le vertige ; mais, en revanche, on en connait quelques-uns survenus à la suite des chûtes auxquelles il a parfois donné lieu ; quant aux blessures, plus ou moins graves, on en peut enregistrer quelques-unes chaque année.

Quand on commence à se sentir pris de vertige, il faut se coucher, si c'est possible ; éviter de regarder vers les bas-fonds et même fermer les yeux. Peu à peu, le saisissement passe et l'on essaye de gagner un point qui impressionne moins vivement. Mais le mieux est de ne pas s'aventurer, au préalable, sans uh guide (1).

(1) La plupart des détails sur les grandes excursions que nous avons indiquées dans ce chapitre sont tirés de l'ouvrage si intéressant et si exact de M. V. de Chausenque, intitulé : *Les Pyrénées ou voyages pédestres dans toutes les régions de ces montagnes, depuis l'Océan jusqu'à la Méditerranée*, que l'on consultera avec le plus grand fruit, avant de les entreprendre.

CHAPITRE XIII.

**Administration. — Législation. — Inspectorat. —
Association médicale.**

Administration.

Avant 1789, les sources de Cauterets appartenaient
à l'abbaye de St-Savin ; après la révolution, elles
devinrent la propriété indivise de sept communes,
représentées chacune par un délégué et constituant
un syndicat. Ce syndicat a géré les établissements en
régie jusqu'en 1866. Maintenant il s'occupe encore
des intérêts solidaires des communes qu'il représente,
mais il a concédé la ferme des sources à une compagnie anonyme au capital de 500,000 francs. Le bail
est pour trente ans, mais sous certaines conditions,
par exemple la construction de l'établissement des
OEufs, la descente des sources du Bois et de Mauhourat avec construction de bâtiments pour les rece-
voir, etc.

Pendant tout le temps que le syndicat a géré lui-
même les eaux, elles n'ont eu qu'une vogue mé-
diocre, parce qu'on ne faisait pas d'améliorations,
parce qu'il n'y avait pas de Casino sérieux, parce
que les autres communes ne voulaient pas aider
Cauterets de leurs deniers, et n'envisageaient pas

intelligemment la question hydrominérale. Il était bizarre, en effet, que sur une population totale de 3400 habitants, Cauterets, qui en compte à lui seul 1400, Cauterets, dans lequel se personnifient tous les intérêts qui se rattachent à l'industrie thermale, n'eût qu'une voix dans le syndicat, comme la commune d'Uz, qui ne compte que 74 habitants.

Depuis la concession à une compagnie, Cauterets est intéressé pour un tiers dans le revenu; mais c'est encore trop peu. Il faudrait que l'on demandât la licitation des biens en commun et l'aliénation amiable au bénéfice de notre station, qui paierait une redevance annuelle aux autres communes. De cette façon, disparaîtrait peut-être la triste émulation d'impuissance qui existe entre les divers intéressés lorsqu'il est question de quelque amélioration.

Législation. — Inspectorat.

« Les dispositions de la loi de 1780, celles de floréal, an II, de vendémiaire an VI, de floréal an VIII, de nivôse an XI, et autres, constituent l'histoire de la législation des eaux minérales. Ces documents sont utiles à consulter comme origine, comme tradition, mais non plus comme législation ; ils ont fourni les éléments de l'ordonnance royale du 7 juillet 1823, et surtout de la loi du 14 juillet 1856, qui représente et formule toute la législation actuelle sur les eaux.

« Les réglements d'administration publique qui en

découlent sont : le décret du 8 septembre 1856, le décret du 28 janvier 1860, et, par voie retrospective, l'ordonnance du 18 juin 1823. Le premier ne traite que de la déclaration d'intérêt public et de la fixation du périmètre de protection ; le second s'ocupe de l'organisation de l'inspection médicale et de la surveillance des sources et établissements ; il reste de la troisième certaines dispositions conservées exécutoires par le décret de 1860.

« Il nous est facile de résumer maintenant les principes et les conditions de cette législation.

« Elle précise :

« 1° L'obligation d'une autorisation spéciale afin d'exploiter, pour tout propriétaire ou inventeur d'une source naturelle d'eau minérale.

« 2° La nécessité d'une autorisation spéciale pour l'établissement de dépôts de vente d'eaux minérales.

« 3° L'obligation d'une autorisation préalable pour quiconque a l'intention de fabriquer et d'administrer des eaux minérales artificielles.

« 4° L'exercice d'un contrôle sur la fabrication des eaux minérales artificielles, afin quelles soient toujours conformes à des formules déterminées approuvées par le ministre.

« 5° L'interdiction aux propriétaires ou fermiers d'eaux minérales naturelles et aux fabricants d'eaux artificielles d'expédier ces eaux sans que les envois soient accompagnés de certificats d'origine, délivrés par des fonctionnaires spéciaux et constatant la nature, l'importance, la date de l'expédition, et même les caractères du scellement des bouteilles.

« 6° Une vérification analogue effectuée par les mêmes fonctionnaires lors de l'arrivée des eaux naturelles ou artificielles dans les magasins de dépôt, afin de reconnaître si ces eaux peuvent être livrées au public.

« 7° L'obligation pour les débitants de tenir registre des quantités reçues et des ventes successives.

» 8° La détermination de tarifs, approuvés par les préfets, pour l'usage des eaux minérales et des moyens balnéaires.

» 9° Une surveillance exercée par l'Etat pour la conservation et l'amélioration des sources, pour l'expédition des eaux, pour le traitement des malades dans les établissements, pour l'ordre, la police, la salubrité des établissements, pour la stricte observation des tarifs, la protection due aux malades, etc.

» 10° Cette surveillance, confiée aux ingénieurs des mines pour l'aménagement et la conservation des sources, à des médecins inspecteurs pour l'expédition des eaux, l'exploitation des sources, l'ordre, la police et la salubrité publique des établissements.

» 11° L'obligation, pour les médecins inspecteurs, de remplir chaque année et d'adresser au ministre des tableaux dont le modèle leur est fourni, et des observations ou mémoires sur le mouvement des malades, les résultats de la cure, la statistique de la propriété locale à la suite de la saison, etc., etc.

» 12° L'interdiction aux médecins inspecteurs d'entraver la liberté qu'ont les malades de suivre les prescriptions de leurs propres médecins, et de rien exiger des malades dont ils ne dirigent pas le traitement.

» 13° L'obligation pour les médecins inspecteurs de donner gratuitement leurs soins aux indigents admis à faire usage des eaux minérales.

» 14° Le droit pour le public de faire usage des eaux sans l'obligation d'aucune permission ni d'aucune ordonnance de médecin.

» 15° La protection accordée par l'Etat contre les tentatives de détournement et d'altération des sources.

» Comme effet de cette protection, déclaration d'*intérêt* public et détermination d'un périmètre de protection (1).

» 16° L'interdiction aux propriétaires de terrains ou immeubles compris dans l'étendue et même en dehors d'un périmètre de protection d'y entreprendre, avant enquête, des travaux, sondages, tranchées et fondations, etc.

» 17° La faculté pour le propriétaire d'une source déclarée d'intérêt public de faire tous travaux de captage et d'aménagement de cette source sur le terrain d'autrui, dans l'intérêt du périmètre de protection.

» 18° Le droit pour l'Etat de s'emparer par voie

---

(1) C'est aux traités de jurisprudence administrative à expliquer à nos lecteurs la différence considérable qui existe entre la déclaration d'*intérêt* public et la déclaration d'*utilité* publique. L'intérêt public entraîne la la protection et impose en échange certaines charges au protégé.

d'expropriation d'une source qui, déclarée d'intérêt public, ne serait pas exploitée d'une manière qui en assurerait la conservation ou qui ne satisferait pas aux besoins de la santé publique.

» 19° Un impôt spécial exercé sur les propriétaires de sources minérales, directeurs d'établissements, propriétaires de dépôts d'eaux naturelles ou artificielles, afin de subvenir aux frais d'inspection.

» Cet impôt, évalué aux prorata des recettes dans les magasins de dépôt, et du revenu net résultant de la balance des produits et des dépenses ordinaires d'exploitation dans les établissements.

» Voilà donc nettement et textuellement résumée la réglementation actuellement en vigueur sur les eaux minérales (1). »

Comme on le voit, cette législation est tout à fait restrictive et tout à fait protectionniste. M. Germond de Lavigne a eu le premier l'idée et le mérite de la combattre publiquement dans la *Gazette des eaux*. Il l'a fait avec un grand tact et une grande vigueur et n'a laissé debout aucun des arguments qu'on lui a opposés. En même temps, arrivaient au ministère du commerce, auquel ressortissent les stations thermales, de nombreuses délibérations très catégoriques provenant des médecins de Bagnères-de-Bigorre, des sociétés médicales de la Côte-d'Or, de l'Orne, de l'Isère, de la Vienne, du Rhône, de la Savoie, de la

____

(1) *Gazette des eaux* du 25 janvier 1872.

Haute-Garonne, des Hautes-Pyrénées, etc. ; des conseils municipaux de Bagnères-de-Bigorre, de Bagnères-de-Luchon, d'Aix-les-Bains, de Chambéry, d'Annecy, de Rumilly, de Bourbon-Lancy; du conseil d'arrondissement d'Argelès; des conseils généraux de l'Allier, des Hautes-Pyrénées, de la Savoie, etc. Des députés s'en sont occupés, et nul doute que l'Assemblée souveraine, saisie de tous les vœux, ne mette fin à cet état de choses, sur la proposition que doit lui en faire le gouvernement.

Pour ce qui concerne particulièrement l'inspectorat, nous dirons que cette fonction a perdu sa raison d'être depuis le décret de 1868, qui permet à tout le monde de faire usage des eaux minérales, même sans consulter un médecin, et depuis le moment où tous les médecins peuvent exercer leur profession auprès des sources, c'est-à-dire depuis que l'égalité professionnelle est complète dans les stations.

L'inspecteur, dont le rôle se borne actuellement à surveiller la bonne tenue des établissements par leurs propriétaires, peut être suppléé dans ce rôle par tous ses confrères, isolés ou réunis.

Sa voix, quand il demande une modification aux choses existantes, a beaucoup moins d'autorité que celle de tous ses confrères, qui le valent séparément.

Son titre est attentatoire aux droits communs de tous les docteurs, qui sont égaux devant le diplôme et devant la loi, en ce sens qu'il est une enseigne favorable à quelques-uns au détriment des autres.

La rétribution qui lui est allouée par les communes thermales pèse inutilement sur les populations de ces communes.

Enfin, l'inspectorat n'est pas soumis au concours ; cette fonction est, au contraire, donnée arbitrairement, à la faveur, privilège tellement énorme que, sous l'empire, le sénat avait jugé qu'il fallait l'abolir, et cela sur la proposition de M. Rouher (1).

En attendant que cette question importante soit vidée, les dispositions qu'on va lire, les plus libérales et les plus justes qu'on puisse adopter, ont été formulées avec un rare bonheur par M. Germond de Lavigne.

A notre avis, la réglementation à intervenir doit porter, désormais, sur le droit commun, d'après les bases suivantes :

« 1° Liberté absolue laissée au propriétaire ou à l'inventeur d'une source minérale de l'exploiter, d'en exporter l'eau, d'y installer un établissement balnéaire, sauf l'obligation d'en faire la déclaration au ministre, par l'intermédiaire du maire et du préfet, et de se soumettre à la surveillance précisée ci après (§ XIV). La déclaration du propriétaire serait appuyée d'une description de la source, d'une analyse, de documents démontrant qu'un captage régulier a été fait, et de copies du réglement intérieur et des tarifs établis pour l'usage des eaux.

---

(1) Il est bien entendu que nous mettons de côté les personnes pour ne nous occuper que des principes.

» 2⁰ Suppression de l'obligation d'une autorisation spéciale pour l'établissement de dépôts de vente d'eaux minérales. Mêmes conditions que pour la vente de tous les autres liquides curatifs ou digestifs, sans contrôle et sans exercice.

» 3⁰ Affranchissement du contrôle exercé sur l'expédition des eaux minérales naturelles au lieu de départ et au lieu d'arrivée.

» 4⁰ Le droit commun pour la fabrication des eaux artificielles minérales, c'est à dire le même régime que pour les préparations pharmaceutiques ordinaires.

» 5⁰ Les réglements intérieurs pour l'ordre, la police, la salubrité, l'organisation du service balnéaire, le libre usage des eaux, la distribution des heures, soumis par les propriétaires ou fermiers aux préfets et rendus exécutoires par l'approbation de ces fonctionnaires.

Les tarifs, établis au début de la saison par les propriétaires ou fermiers, visés purement et simplement par les préfets pour avoir date.

» 6⁰ Le libre usage des eaux et du traitement balnéaire consacré d'une manière absolue, comme base éminemment libérale de la législation nouvelle.

» 7⁰ Le droit tout naturel, pour l'Etat, de régler comme il lui convient l'administration des établissements lui appartenant, qu'il fait régir directement mais si ces établissements sont mis en ferme, ils doivent être soumis au régime commun déterminé par le présent projet.

» 8° Les Etablissements de l'État affermés, ceux appartenant à des communes et à des institutions charitables, à des particuliers, administrés ainsi qu'il convient à l'Etat, aux communes, aux commissions hospitalières et aux particuliers. Mais quant à leurs rapports avec le public, avec les médecins, quant à l'installation balnéaire, à l'expédition des eaux, à la réglementation intérieure, ils doivent être soumis aux dispositions communes.

» 9° L'intervention des ingénieurs des mines limitée au concours que les propriétaires peuvent avoir à réclamer d'eux.

» 10° L'intervention des médecins auprès des établissements balnéaires limitée aux attributions accoutumées de la profession médicale et aux usages que la tradition a établis auprès de chaque station.

Les rapports des médecins avec les propriétaires, régisseurs ou fermiers s'exerçant sous la forme purement officieuse, au même titre pour tous, leur contrôle ne pouvant être autre que celui que l'homme de science a tout naturellement le droit d'exercer, par voie de légitime influence, sur les moyens de guérison dont il conseille l'emploi.

» 11° Dans l'intérêt général de la science et de la santé publique, pour rendre profitables les conseils de la pratique médicale et conserver intactes les saines traditions dans chaque localité, les médecins exerçant auprès d'une station formeraient une commission permanente, sous la présidence alternative de l'un d'eux, de manière à concentrer les observations d'ordre matériel ou scientifique formulées par chacun, à les concilier et à les présenter, soit au propriétaire ou fermier, soit à l'autorité locale, soit à l'administration supérieure, sous une forme qui leur donne plus de crédit et plus d'autorité.

Le rapport scientifique destiné à l'Académie de médecine présenté, chaque année, au nom de la commission par le président en exercice.

» 12° Les commissions médicales adressant leurs vœux ou leurs plaintes à l'autorité, par l'organe du président.

» 13° Les médecins faisant partie de la commission se partageant à tour de rôle le soin des malades indigents admis à faire usage des eaux.

» 14° Pour la garantie de la responsabilité qui incombe à l'Etat, comme gardien de la santé publique, une surveillance administrative exercée sur les établissements d'eaux minérales par l'autorité départementale, au même titre et dans la même forme que cette autorité surveille les établissements de diverses natures ouverts au public. Cette surveillance donnant à l'administration le droit d'agir sur les établissements d'eaux minérales comme elle agit partout ailleurs, et pouvant aller jusqu'à la faculté de proposer au ministre la fermeture momentanée ou absolue de l'établissement, s'il n'est pas conduit d'une manière qui mette à couvert la responsabilité de l'Etat.

» 15° Pour la plus grande efficacité et surtout pour

l'uniformité de cette surveillance, qui doit avoir pour effet de faire fonctionner de la même manière tous les établissements balnéaires du pays et de donner une même impulsion aux services qui s'y rattachent, le ministre conservant la haute main sur l'ensemble des établissements, et se faisant représenter auprès d'eux par des inspecteurs régionaux dont la mission serait purement administrative.

» 16° En attendant qu'une loi puisse modifier celle du 14 juillet 1856, relative aux mesures de légitime protection que peuvent avoir à réclamer certaines sources minérales d'un grand intérêt, le décret du 8 septembre, rendu pour l'exécution de cette loi, serait dégagé de toutes les dispositions qui peuvent en rendre l'application vexatoire et attentatoire aux droits respectables de la propriété.

» 17° L'abolition, dans tous les cas, de la proposition qui autorise l'Etat à exproprier la source déclarée d'intérêt public, si l'exploitation n'en est pas conduite d'une manière satisfaisante.

» 18° La suppression de tout impôt particulier frappé sur le revenu des établissements, ou sur le produit de la vente des eaux expédiées.

» 19° Les frais de surveillance administrative des établissements soldés sur les crédits normaux ouverts, sous un article spécial, dans le budget de l'agriculture et du commerce (1). »

---

(1) *Gazette des Eaux*, du 7 mars 1872.

Association de Cauterets.

Déjà, antérieurement à tous les vœux exprimés et à toutes les discussions établies, les médecins d'Aix en Savoie, les médecins de Cauterets, se sont érigés en associations et ces associations n'ont point perdu leur temps.

Voici les statuts de l'association de Cauterets :

I

But de l'Association. — L'Association des médecins de Cauterets a pour but :

Art. 1er. De resserrer les liens de confraternité médicale dans un même esprit de solidarité et de dignité personnelles ;

Art. 2. D'étudier en commmun et d'éclairer par la discussion toutes les questions scientifiques et administratives qui se rapportent aux eaux minérales de Cauterets ;

Art. 3. De publier chaque année un compte-rendu de ses travaux, afin de rendre appréciables au corps médical les ressources offertes par la station thermale de Cauterets.

II

De la présidence. — Art. 1er. La présidence incombera successivement à chacun des membres pendant une année ;

Art. 2. Le tour de chaque membre titulaire sera déterminé par son rang d'inscription sur le tableau annexé aux présents statuts ;

Art. 3. Ce tableau comprendra tous les noms des membres titulaires, en suivant l'ordre de leur ancienneté d'exercice dans la station de Cauterets ;

Art. 4. A la fin de chaque année, un autre tableau, dit de roulement, sera dressé, et le président sortant prendra rang comme le dernier de la série ;

Art. 5. To t nouveau membre titulaire sera inscrit sur le tableau de roulement après le président sortant.

Art. 6. Le président a pour fonctions de régler l'ordre des séances et le cours des discussions ;

Art. 7. D'être, exclu ivement et sous peine de déchéance, le mandataire de l'association ;

Art. 8. Les mandats confiés au président ne seront pas seulement déterminés par l'association, mais encore celle-ci conservera le droit de contrôler leur exécution ;

Art. 9. En cas d'empêchement, le président sera remplacé par son futur successeur.

III

Du secrétariat. — Art, 1er. L'association aura un secrétaire annuel ;

Art. 2. Pour la première année le secrétaire sera nommé à l'élection ;

Art. 3. Pour les années suivantes, le président sortant sera de droit secrétaire pour une année ;

Art. 4. En cas d'empêchement du président sortant, le secrétaire serait désigné à l'élection ;

Art. 5. Le secrétaire sera chargé des procès-verbaux, de la correspondance scientifique et de la conservation des archives.

IV

Du Conseil de famille. — Art. 1er. L'association aura un Conseil de famille composé :

1º Du président et du secrétaire ;

2º D'un membre élu ;

Art. 2. Le Conseil de famille sera chargé de régler tous les différents qui pourraient survenir dans l'ordre des difficultés professionnelles ;

Art. 3. De s'occuper des publications annuelles ou périodiques, lorsque ces publications auront été discutées et approuvées par l'association.

V

Des Membres de l'Association. — Art. 1er. Tous les médecins actuellement résidents à Cauterets, qui auront adhéré aux présents statuts, seront membres fondateurs et titulaires ;

Art. 2. Tout docteur en médecine qui voudra faire partie de l'association en qualité de membre titulaire, devra justifier d'une saison de pratique médicale à Cauterets et faire présenter sa demande écrite par l'un des membres titulaire ;

Art. 3. L'admission aura lieu par le vote, à la majorité absolue.

VI

Des séances. — Art. 1er. L'association se réunira une fois par semaine et plus souvent s'il y a lieu ;

Art. 2. — Chaque sociétaire sera tenu d'assister aux

séances ; à cet effet, des jetons de présence seront délivrés à chaque membre ;

Art. 3. La cotisation annuelle et la valeur des jetons de présence seront annuellement fixées par l'association sur la proposition du conseil de famille ;

Art. 4. L'ordre des séances est ainsi fixé :

1° Lecture du procès-verbal ;

2° Lecture de la correspondance ;

3° Ordre du jour ;

4° Communications et propositions diverses ;

5° Fixation de l'ordre du jour de la séance suivante.

VII

Article spécial. — Les présents statuts pourront être révisés chaque année, sur la demande de trois membres et par la décision de l'Assemblée, à la majorité relative des trois quarts des membres inscrits au tableau.

Voici maintenant le résumé des travaux de l'association de Cauterets.

Elle a longuement discuté et elle a trouvé les causes de la diarhée pyrénéenne ; par suite, elle a trouvé le moyen de prévenir cette fâcheuse indisposition, ou de la guérir quand elle existe. Entre autres mesures d'hygiène présentées, elle a demandé à l'administration municipale l'établissement d'un égoût collecteur sous les rues de la ville.

En ce qui concerne les sources et les établissements, elle a adressé à messieurs les concessionnaires des eaux une lettre concernant la capacité et l'urbanité des employés.

Elle a demandé à la compagnie diverses réformes et améliorations dans les tarifs, dans le personnel, dans le service général, dans le service particulier des doucheurs, dans la buvette de la Raillère, dans les appareils de douches.

Elle a demandé des modifications dans la grande piscine de natation, et une nouvelle installation, en rapport avec l'état actuel de la science et l'intérêt des malades, dans la salle d'inhalation.

Elle a écrit à la commission spéciale de Saint-Savin pour demander la construction des Bains du Bois, de la buvette de Mauhourat, et la descente d'un filet d'eau de la Raillère, le tout à côté de l'établissement des OEufs, de manière à grouper en ville toutes les sources et à éviter aux malades de longues marches, pénibles surtout par un mauvais temps, etc.

Nous pouvons affirmer dès maintenant que la voix des huit médecins qui composent l'association sera entendue, et que tous ces progrès seront réalisés en un temps assez peu éloigné.

Déja elle a obtenu pour cette année, les installations nouvelles suivantes :

Aux Thermes :

Renouvellement de tous les appareils de grandes douches avec perfectionnements.

Additions à tous les cabinets de bains du centre de l'établissement, où se trouvent les petites douches, de déshabilloirs élégants en saillie dans les galeries.

Aux OEufs :

Organisation de deux nouvelles salles de grandes douches, une du côté des dames et une du côté des hommes, pour remédier à l'insuffisance manifeste des deux salles qui existaient déjà. Addition de nouveaux déshabilloirs tant pour les douches que pour la salle de. natation.

Il est fait, indépendamment de ces installations nouvelles, des améliorations de détail partout où cela a paru nécessaire.

CHAPITRE XIV.

Renseignements divers.

Heures des trains.

Nous ne parlerons pas des trains nombreux qui, de toutes les parties de la France, aboutissent plus ou moins directement à Lourdes et à Pierrefite. Chacun pourra trouver, dans l'*Indicateur des chemins de fer*, les détails dont il aura besoin.

Poste et télégraphe.

Voici les heures des courriers, telles qu'elles étaient fixées en 1871 :

1er départ	4 h. 15 m. du matin.
Levée de la boîte. . . .	10 h. du soir.
2me départ	10 h. 45 m. du matin.
Levée de la boîte	10 h. 15 m. du matin.
1re arrivée	4 h. 15 m. du soir
Distribution en ville. . .	5 h. 15 m. du soir.
2me arrivée	6 h. 15 m. du soir.
Distribution en ville. . .	7 h. 15 m. du soir.

La poste restante est ouverte au public de 7 heures du matin à midi, et de 2 heures du soir à 7 heures.

Le bureau des postes est rue de César et le bureau des diligences est sur la place Saint-Martin.

Un service télégraphique est installé à la mairie ; il fonctionne du 1ᵉʳ juin au 30 septembre.

Hôtels et logements divers.

Il y a dans Cauterets un certain nombre d'hôtels très bien tenus, où l'on est servi avec toute la variété, l'abondance et le confort désirables. Les plus remarquables sont l'*Hôtel d'Angleterre*, l'*Hôtel de France*, l'*Hôtel des bains*, l'*Hôtel des Princes et du Parc*, l'*Hôtel des Ambassadeurs*, l'*Hôtel Richelieu*, etc. Au *Casino*, on trouve un bon restaurant.

En dehors de la table d'hôte, tous ces hôtels servent à la carte ; il servent également en ville. Le prix de la nourriture est relatif au mode de service et au moment de la saison. Mais il ne dépasse pas sept francs par jour dans le moment de la plus grande affluence.

Indépendamment des hôtels, toutes les maisons de Cauterets offrent aux baigneurs des logements remarquables par la propreté qui y règne ; on trouve chez les propriétaires beaucoup de complaisance et d'aménité.

Dans beaucoup de maisons, on peut aussi être nourri, et cela de plusieurs manières : ou bien le propriétaire régle lui-même l'ordinaire pour un prix fixe convenu d'avance ; ou bien il achète, d'après les indications qu'on lui donne, et règle à la fin de chaque journée ; ou bien, on se charge soi-même de l'achat des aliments, qu'il fait alors préparer ; ou bien, enfin,

une cuisine est mise, moyennant une faible rétribution pour l'emplacement et pour la fourniture du
combustible, à la disposition des familles qui viennent
avec leurs domestiques, et qui, dès lors, peuvent se
traiter comme chez elles. On a pour cela toutes facilités, attendu qu'à Cauterets, il y a un marché assez
abondamment approvisionné.

Quant au prix des logements, il varie suivant le moment de la saison où l'on vient et le quartier que l'on
veut habiter.

Médecins et pharmaciens.

Les médecins de Cauterets donnent généralement
leurs consultations de midi à six heures. Cependant,
pour ne pas faire perdre une journée aux baigneurs
arrivés la veille aux soir, ils reçoivent les nouveaux
venus de huit à dix heures du matin.

MM. Broca et Latapie, pharmaciens , habitent le
premier rue Richelieu, le second place Saint-Martin.

Abonnement, cartes de bains, de douches, etc.

Pour boire les eaux sulfureuses, on prend à l'un
quelconque des établissements une carte d'abonnement, qui est valable pour toutes les sources et pour
toute la saison , quand les malades ont besoin de
renouveler leur cure.

Toutes les autres prescriptions balnéaires sont payées

à la carte dans l'établissement désigné par le médecin. Nous ferons remarquer qu'il est bon, quand on doit prendre une série de bains, de douches, etc., de retenir une heure spéciale, parce qu'alors on trouve toujours sa place vacante au moment désigné ; sans cela, on s'expose à ne pas prendre tour et à faire queue pendant longtemps.

Dans tous les établissements, on trouve le tarif général de la société des eaux.

De la place Saint-Martin partent les omnibus qui desservent avec cette source les établissements de Mauhourat, du Petit-Saint-Sauveur, du Pré et du Bois. Il faut avoir soin de se munir d'un billet pour chaque départ, au bureau de l'entrée de la rue de la Raillère. C'est également sur la place que stationnent les porteurs et leurs chaises.

Cultes.

L'église de Cauterets est desservie par un curé, aidé de deux vicaires. Lorsqu'il y a affluence d'étrangers, et qu'ils ne peuvent par suite pénétrer tous dans l'église à la même heure, la matinée est divisée de façon à satisfaire aux exigences d'une telle situation. De nombreux membres du clergé, venus pour se soigner, facilitent la tâche de M. le curé.

Le temple de l'Eglise réformée est desservie par un pasteur, auquel viennent en aide les ministres de passage dans la station.

Magasins.

On trouve à Cauterets de nombreux magasins, dans lesquels on peut se procurer tous les objets usuels, tels que nouveautés, linge de corps, vêtements, chaussures, livres de toutes sortes, vues photographiques et plans de la chaîne des Pyrénées ; on y rencontre aussi les laines et lainages tant estimés du pays, les tissus de Luz, Barèges et Nay, les toiles ouvrées du Béarn, des bijoux et autres objets d'art et d'utilité domestique en bois, en marbre, stalactites et pierres diverses des Pyrénées.

Distractions.

On peut passer sa journée d'une manière variée. Le fond des occupations est le traitement ; on comble le reste du temps par les promenades et excursions, par l'exercice du tir au pistolet, la gymnastique, la pêche, les chasses à l'aigle, à l'ours, à l'izard, la chasse aux perdrix dans la plaine, au coq de bruyère dans la montagne ; par les collection de plantes et de rochers, etc.

On trouve d'excellentes consommations au café du *Grand Casino*, au café de la rue de César, à celui du Parc, dans lesquels on peut lire les journaux de Paris et des grandes villes de France.

La soirée est occupée autrement. Après dîner, tout la monde se porte à la promenade du Mamelon-Vert, et, à huit heures, on se rend au *Grand Casino*. Dans ce bel établisssement, on joue des pièces de comédie de bon goût et des opérettes qui n'appartiennent pas au répertoire d'Offenbach et d'Hervé ; on y entend souvent des artistes de renom, grâce au zèle déployé par l'intelligent et honnête directeur, M. Dalis, qui fait tous ses efforts pour satisfaire et qui arrive à satisfaire ses abonnés.

L'abonnement est fixé à un prix modéré ; on peut même prendre des billets de famille avec de fortes réductions.

Le spectacle finit toujours à dix heures.

Quelquefois, l'orphéon de Cauterets fait entendre, soit dans les hôtels, soit dans la salle du *Casino*, les chansons si originales et si harmonieuses des montagnards pyrénéens.

D'autres fois, M. Dalis organise des fêtes de jour et de nuit.

Dans les fêtes de jour, on remarque surtout la course à la montagne : à un kilomètre du point de départ, sur le versant du Péguère, on plante des drapeaux : les courreurs doivent d'abord franchir un mur de 1^{m}50, puis aller chercher un des drapeaux, sur une pente très rapide à travers les bruyères et les cailloux; ensuite, il faut qu'ils redescendent. Le premier qui arrive au point de départ gagne le prix. On raconte qu'en 1865, le guide Battan-Lapeyre a fait ce tour de force en douze minutes ! ! !

En seconde ligne, on remarque la course aux cruches, dans laquelle des femmes du pays courent avec une cruche sur la tête ; la course aux œufs, dans laquelle un guide doit ramasser cent œufs disposés sur un certain parcours, à distances égales, avant qu'un autre ait fait la course à la montagne mentionnée plus haut ; enfin la course aux ânes, qui est très bizarre, divertit beaucoup les spectateurs.

Quelquefois des amateurs étrangers à la localité entraînent pendant plusieurs jours les excellents chevaux de Tarbes appartenant aux guides, et organisent sur la route de Pierrefitte, des courses au trot et au galop.

Quant aux fêtes de nuit, elles consistent en feux d'artifice, lancements de ballons, illuminations à giorno, etc.

Nous publions ci-contre le tarif général des eaux et le règlement relatif aux guides et porteurs.

TABLE DES MATIÈRES.

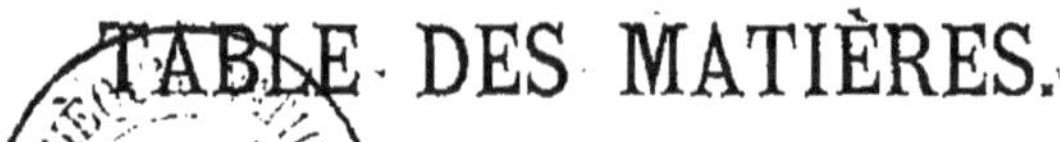

RÈGLEMENT & TARIF POUR GUIDES & PORTEURS

Le Maire de la commune de Cauterets,

Vu l'art. 50 de la loi du 14-22 décembre 1789, portant que les fonctions propres au pouvoir municipal sont de faire jouir les habitants de l'avantage d'une bonne police;

Vu la loi du 16-24 août 1790, titre Ier, art. 3 et 4, qui détermine les objets confiés à la vigilance de l'autorité des corps municipaux;

Vu l'art. 46, titre Ier de la loi du 19 juillet 1791, qui autorise le maire à faire des arrêtés sur lesdits objets ;

Vu les art. 10 et 11 de la loi du 18 juillet 1837, sur l'administration municipale ;

Vu le livre 4 du Code pénal, et spécialement l'art. 471, n° 15, qui soumet à l'amende de police tous ceux qui contreviennent aux réglements légalement faits par l'autorité municipale ;

Considérant que le premier devoir de l'autorité municipale est d'assurer, par l'action d'une police vigilante, le repos et la sécurité des citoyens ;

Considérant que parmi les étrangers qui fréquentent nos eaux, bon nombre font des excursions longues et difficiles sur nos montagnes, dans lesquelles la vie est souvent en danger; que quelques-uns se laissent conduire par des hommes n'ayant pas une connaissance suffisante des lieux à explorer ;

Considérant que, pour les prévenir contre le danger de se confier à des hommes inexpérimentés, il est du devoir de l'administration de n'admettre à faire le service de guides, que ceux qui en sont reconnus capables, et de les obliger, afin d'éviter toute erreur, à porter une plaque et à avoir une tenue distincte ;

Considérant que, de même que le salaire des ouvriers, le prix de louage des chevaux a augmenté ;

Considérant qu'il importe d'établir un service de course pour prévenir toute contestation entre l'étranger, d'un côté, et les guides, porteurs de chaises et loueurs de chevaux d'ânes, de l'autre,

ARRÊTE LES RÈGLEMENTS ET TARIFS SUIVANTS :

Art. 1er. Nul ne pourra exercer l'industrie de guide dans la commune de Cauterets, sans en avoir obtenu l'autorisation.

Art. 2. Afin d'établir le degré de confiance qu'on doit leur accorder, les guides sont divisés en deux classes. Les guides de la première classe porteront, au côté gauche de la poitrine, une plaque en métal où seront inscrits ces mots : **Guide de première classe** : cette plaque sera surmontée d'une petite couronne en drap blanc attachée sur la veste. Les guides de deuxième classe porteront, au côté gauche aussi, une plaque en métal, où seront inscrits ces mots : **Guide de deuxième classe**.

Art. 3. Les guides de l'une et de l'autre classe ne peuvent exercer leur industrie qu'après s'être munis de la plaque de leur classe qui leur sera délivrée à la mairie, comme elle leur sera retirée, s'ils venaient à démériter, sur la décision de M. le Sous-Préfet. La délivrance de la plaque sera accompagnée d'une carte revêtue du sceau de la mairie et de la signature du Maire, contenant le noms et prénoms du guide, et la désignation de sa classe.

Art. 4. Les guides sont tenus de porter en tout temps leurs plaques pendant leurs courses, et, à partir du 15 juin jusqu'au 1er octobre, d'avoir une mise distincte et conforme que règle le Maire.

Art. 5. Pour ne pas obstruer la place de Cauterets, qui est déjà trop petite, le nombre des chaises à porteurs admises au stationnement, sera limité par le Maire, et ne pourra être augmenté qu'autant que le besoin l'exigera. Par suite, le nombre des porteurs sera aussi limité.

Les porteurs seront choisis parmi ceux qui l'ont déjà été et qui n'ont pas démérité. Ils seront munis d'une plaque apparente. Cette plaque sera marquée du numéro qui sera reproduit sur la chaise.

Art. 6. Les porteurs se placeront à la file et par ordre d'arrivée sur la place de Cauterets; ils sont disponibles et partent, à chaque transport, l'un après l'autre, en commençant par la tête ; au retour, ils se placent à la queue de la file. — Les porteurs munis de leurs chaises devront stationner à la place Saint-Martin, le matin, depuis cinq heures jusqu'à onze heures ; et, le soir, depuis une heure et demie jusqu'à six heures.

Art. 7. Sous aucun prétexte, les porteurs ne quitteront leur poste sans permission du maire ou de son délégué, et sans être préalablement pourvus d'un remplaçant agréé par lui. — Les porteurs ne pourront demander des pourboires en dehors des tarifs.

Art. 8. Toute plainte contre les porteurs sera transmise par la personne intéressée au Maire, qui a le droit de suspension.

Art. 9. Les guides, les loueurs de chevaux et les porteurs devront être munis d'un imprimé reproduisant le tarif approuvé ; ils devront le communiquer à toute personne intéressée.

Art. 10.

NOMENCLATURE DES EXCURSIONS	TARIF POUR								
	LES GUIDES		LES PORTEURS			LES CHEVAUX		LES ANES	
	fr.	c.		fr.	c.	fr.	c.	fr	c.
1 Pic du Vignemale.	12	»	»	»	»	»	»	»	»
2 Glacier du Vignemale, frontière d'Espagne, Mont-Perdu, Gavarnie et autres courses d'où l'on ne peut rentrer le même jour, *par journée*.	10	»	à 4 hommes.	60	»	8	»	»	»
3 Promenade par Saint-Savin, Argelès et retour par Baucens.	8	»	à 4 hommes	50	»	7	»	»	»
4 Marcadau, Monné, Luz, Saint-Sauveur, Lac d'Eston, Lac Bleu ou d'Illeü.	8	»	à 4 hommes.	40	»	6	»	»	»
5 Saint-Savin, Baucens, Argelès, Lac de Gaube, Col de Rigeü.	5	»	à 4 hommes.	30	»	5	»	4	»
6 Pont d'Espagne.	5	»	à 4 hommes.	20	»	5	»	3	»
7 De Cauterets à Pierrefite ou de Pierrefitte à Cauterets.	5	»	à 4 hommes.	15	»	4	»	3	»
8 Cambasque, Lutour, Ancienne Scierie, Cérizet, Grange de la reine Hortense	3	»	à 4 hommes.	15	»	3	»	2	»
8 (bis) Mêmes courses à deux porteurs par chaises	»	»	à 2 hommes.	10	»	»	»	»	»
9 Promenades dans l'après-midi aux environs de Cauterets, Cascade de l'Arros, Mamelon-Vert ou jusqu'au Limaçon.	3	»	à 2 hommes.	5	»	3	»	2	»
10 Autour du parc Brauhauban.	»	»	à 2 hommes.	3	»	»	»	»	»
11 Pour les bains du Bois, aller et retour.	2	»	à 2 hommes.	2	50	2	»	1	»
12 Pour les bains du Pré, du Petit Saint-Sauveur, de la Raillère ou de Pauze, aller et retour.	»	»	à 2 hommes.	1	50	2	»	1	»
13 Pour les Thermes, les Œufs ou le Rocher, aller et retour.	»	»	à 2 hommes	1	»	»	»	»	»
13 (bis) Aller ou retour de ces trois établissements.	»	»	à 2 hommes.	»	75	»	»	»	»
14 Pour tout service loué à la journée, à de petites courses aux environs de Cauterets.	5	»	à 2 hommes.	10	»	5	»	4	»
25 Pour les bals, soirées, concerts ou soirées en ville, aller et retour	»	»	à 2 hommes.	1	»	»	»	»	»

Art. 11. Toute contravention au présent arrêté sera constatée par procès-verbal et poursuivie conformément aux lois.

Fait en Mairie de Cauterets, le 25 mai 1869

Le Maire, CL. BROCA.

Vu et approuvé.

Tarbes, le 8 juin 1874.

Le Préfet, MILA DE CABARIEU.

SOCIÉTÉ ANONYME DES EAUX DE CAUTERETS

AU CAPITAL DE 500,000 FRANCS

SOURCES THERMALES & ÉTABLISSEMENTS DE

La Raillère — Les Thermes (César et Espagnols) — Les Œufs — Pauze-Vieux — Le Bois —
Mauhourat — Pauze-Nouveau et le Rocher-Rieumiset

TARIF GÉNÉRAL

	DU 20 MAI AU 14 JUIN ET DU 15 AU 30 SEPTEMBRE		DU 15 JUIN AU 14 SEPTEMBRE		DU 1ᵉʳ OCTOBRE AU 20 MAI	
	fr.	c.	fr.	c.	fr.	c.
BOISSON ET GARGARISME						
Abonnement pour l'usage de l'eau sur place en boisson et gargarisme donnant droit à toutes les buvettes de la concession, par personne et pour la durée du séjour.	5	»	10	»	1	50
(Il est interdit aux Agents de la Compagnie de livrer de l'eau pour boisson ou gargarisme à toute personne non abonnée).						
BAINS ET DOUCHES						
Bains de 7 heures du matin à 6 heures du soir à tous les Etablissements	1	50	2	»	»	50
Bains hors les heures ci-dessus à tous les Etablissements	1	»	1	50	»	50
Grandes douches de 7 heures du matin à 6 heures du soir.	1	50	2	»	»	50
Grandes douches hors les heures ci-dessus	1	»	1	50	»	50
Bains et douches pris simultanément de 7 heures du matin à 6 heures du soir à tous les Etablissements.	2	»	3	»	»	75
Bains et douches pris simultanément (aux Thermes et aux Œufs	1	50	2	50	»	75
en dehors des heures ci-dessus. (dans les autres Etablissements.	1	25	2	»	»	75
Bain de natation à l'Établissement des Œufs, sans distinction d'heures.	1	»	1	50	»	50
Bain de piscine chaude id. id.	1	»	1	50	»	50
Bain de siége à épingle id. id.	1	»	1	50	»	50
Douches ascendantes id. id.	»	50	»	75	»	50
Bains de pieds à eau courante, aux Thermes et aux Œufs, sans distinction d'heure	»	40	»	60	»	80
INHALATION ET PULVÉRISATION						
Il sera perçu par séance d'une heure, dans la salle d'inhalation proprement dite.	»	75	1	»	»	25
Il sera perçu par séance d'une demi-heure, dans les salles de pulvérisation.	1	»	1	50	»	50

Dans les prix ci-dessus fixés se trouvent compris tous les frais de préparation de bien, les soins des garçons et filles de bain, ainsi que la fourniture du linge.

Le linge à fournir pour chaque bain ou douche consiste en un peignoir ou un drap et deux serviettes. Pour les bains de pieds, une serviette seulement.

Le linge à fournir pour la salle de pulvérisation consiste en un peignoir, une serviette et un bonnet de toile cirée.

Toute fourniture supplémentaire est taxée ainsi qu'il suit :

Un peignoir ou drap chauffé.	» 20
Une serviette chauffée.	» 10
Un fond de bain.	» 20
Tout baigneur qui se servira de linge lui appartenant et qui voudra le faire chauffer dans l'Établissement où il se baignera, sera tenu de payer pour chaque bain ou douche	» 10

EAUX EN BOUTEILLES

SOURCES DE LA RAILLÈRE, — CÉSAR ET MAUHOURAT

L'eau de l'une de ces trois Sources mise en bouteilles bouchées et capsulées, verre compris, est fixée aux prix suivants :

	AVEC EMBALLAGE		SANS EMBALLAGE	
	fr.	c.	fr.	c.
La bouteille de 1 litre.	0	75	0	55
La bouteille de 75 centilitres ou 3/4.	0	70	0	60
La bouteille de 50 — ou 1/2.	0	60	0	50
La bouteille de 25 — ou 1/4.	0	50	0	45

Lorsque les acheteurs voudront faire remplir, pour leur propre consommation, des bouteilles leur appartenant, il leur sera fait, sur le tarif ci-dessus, une remise de 15 centimes par bouteille.

Tout remplissage pour le commerce sera fait en bouteilles fournies par la Compagnie, ces bouteilles offrant les garanties suffisantes pour l'exportation de l'eau.

Bordeaux, le 5 avril 1872.

Le Président du Comité d'Administration de la Compagnie,

B. DULAU.

www.ingramcontent.com/pod-product-compliance
Ingram Content Group UK Ltd.
Pitfield, Milton Keynes, MK11 3LW, UK
UKHW021921070726
13614UKWH00001B/168